Kanusport

Medizinische Grundlagen, Belastungen und Verletzungen

B. Petračić †, H. Böttcher

spitta verlag

Spitta Verlag GmbH
Ammonitenstraße 1
72336 Balingen

Autoren:
Priv. Doz. Dr. Dr. Bozo Petračić †

Harro Böttcher
Harkortstraße 101
D-46119 Oberhausen

Die Deutsche Bibliothek – CIP-Einheitsaufnahme

Bozo Petračić, Harro Böttcher:
Kanusport: Medizinische Grundlagen, Belastungen und Verletzungen / Bozo Petračić ;
Harro Böttcher. - Balingen : Spitta-Verl., 2001
  ISBN 3-934211-13-5

ISBN: 3-934211-13-5

Copyright 2001 by Spitta Verlag GmbH
Ammonitenstraße 1, 72336 Balingen
Printed in Germany

Satz: SATZPUNKT Bayreuth GmbH, 95444 Bayreuth
Druck: VEBU Druck GmbH, 88427 Bad Schussenried
Grafiken: Artoon Studios, Bernd Jünger & Annette Beyß, Potsdam
          cand. med. Björn Plicht, Essen

Danksagung

Die Idee, dieses Buch zu schreiben, entstand durch mehrere Gespräche mit Kanufreunden, die uns auf einige sportmedizinische Probleme im Kanusport aufmerksam gemacht haben.

Für die Anregungen und Ratschläge danken wir daher:

Regina Funke,
Jochen und Klaus Lettmann,
Heike Schlautmann,
Kalle Schneider,
Oliver Siwczak,
Jon Steel,
Irene Uhlig,
Ernst Wohlfahrt

Inhalt

Geleitwort

Der Kanusport mit seinen vielfältigen Varianten, vom Kanuwandern über olympische Kanusportdisziplinen bis zum Spielboot-Rodeofahren, hat etwas Faszinierendes und Einmaliges. Er ermöglicht vergessene Natur- und Umwelterfahrungen zu reaktivieren, bietet Ansätze zum Abenteuer mit kalkulierbarem Wagnis und Risiko, bringt als Gruppen- bzw. Partnererlebnis unwillkürlich eine Menge sozialer Erfahrungen mit sich und vermittelt ein besonderes Körper- und Bewegungsgefühl.

Neben dem hohen Freizeitwert des Kanusports ist aber immer auch zu prüfen, ob mit der Ausübung der betriebenen Kanusportdisziplinen gesundheitliche Risiken oder Schäden verbunden sind.

Mit seiner Kombination der Anforderungen aus Ausdauer, Kraft und Koordination bietet sich der Kanusport besonders für den Freizeit- und Erholungssport an. Nach den ersten Paddelstunden, einer Wanderfahrt oder nach Trainingseinheiten werden jedoch Ermüdung und Anstrengung spürbar, gerade für die häufig vernachlässigte Muskulatur der oberen Extremitäten.

Kenterungen, Schwimmen in der Strömung verbunden mit witterungsbedingten Einflüssen, Sonne, Wind, Nässe und Kälte werden direkt erfahren und bestimmen das Wohlbefinden und den Leistungsgrad der Kanuten. Sportverletzungen und Fehlbelastungen treten im Kanuwandersport – im Vergleich zu anderen Sportarten – relativ selten auf. So ist hier aufgrund der harmonischen, zyklischen Bewegungen eher mit Überlastungen und witterungsbedingten Beeinträchtigungen zu rechnen. Die Notwendigkeit des Aufwärmens und Dehnens vor dem Sporttreiben ist heute unumstritten, wird aber bis auf den Kanuwettkampfbereich besonders im Kanuwandersport noch vernachlässigt.

Demgegenüber erhöhen sich die Verletzungsgefahren beim Wildwasser- oder Rodeosport. Plötzliche Reaktionen, verbunden mit erhöhter Intensität des Muskeleinsatzes, schwierigen Strömungsverhältnissen oder Geländebedingungen, unzureichende Sicherheitsausrüstungen und thermische Einflüsse bestimmen das Unfallgeschehen.

Als Team der Kanuschule des Kanu-Verbandes Nordrhein-Westfalen möchten wir diese Erfahrungen auch an die Teilnehmerinnen und Teilnehmer in unseren Kursen und Lehrgängen weitergeben sowie auf mögliche Gefährdungen vorbereiten. B. Petračić und H. Böttcher gehören seit Jahren zu unserem Lehrteam und sind im Bereich der Übungsleiter- und Multiplikatorenschulung für die Kanuschule tätig. In dem vor-

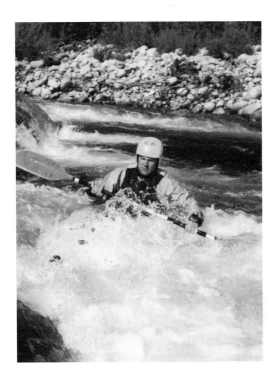

liegenden Buch fassen sie ihre beruflichen und kanusportlichen Erfahrungen in einem allgemein verständlichen Beitrag zu den gesundheitlichen Aspekten des Kanusports zusammen. Sie beschreiben Überlastungen, Verletzungen sowie Unfallmechanismen und geben Anregungen und Hilfen, um entsprechende Schädigungen zu vermeiden bzw. zu behandeln.

Das Team der Kanuschule Kanu-Verband NRW wünscht allen Leserinnen und Lesern viel Spaß bei der Lektüre und beim Kanusport.

Kalle Schneider
Pädagogischer Leiter
Kanuschule des Kanu-Verbandes NRW
Ast. Bildungswerk LandesSportBund

Vorwort der Autoren

Kanusportliche Überlastungen und Unfallmechanismen

Bei Ausübung des Kanusports wie auch bei jeder anderen Sportart wird der Körper oder ein Körperteil einer Belastung ausgesetzt. Die jeweilige Belastbarkeit ist individuell bestimmt, wobei die Konstitution, der Trainingszustand, angeborene oder erworbene Gebrechen und die korrekte Ausführung einer Sportart sowie der Gerätenutzung eine wesentliche Rolle spielen. Wenn die Belastbarkeit zu gering und die Belastung zu hoch ist, wird ein Schmerz in dem beanspruchten Körperteil auf eine Überlastung hindeuten.

In dieser Situation hilft es wenig, zu klagen oder gegen die Natur weiterzutrainieren, sondern nur, die Fehler, die man im Training oder bei der Ausübung des Sports gemacht hat, nüchtern zu analysieren. Diese Analyse kann Ihnen kein Arzt abnehmen. Er kann die Symptome der Überlastung beseitigen. Die Ursachen in der Ausübung Ihrer Sportart müssen Sie aber selbst ermitteln. Wenn Sie dies nicht tun, laufen Sie Gefahr, dass Sie bei der nächsten Ausübung des Sports den gleichen Fehler machen, wieder den Arzt aufsuchen müssen und schließlich sogar chronische Beschwerden bekommen. Die folgenden Kapitel sollen Ihnen helfen, die Ursachen der Überlastung zu finden und

richtig darauf zu reagieren, sodass Sie nicht zum Dauerpatienten werden.

Während sich eine Überlastung allmählich und schleichend einstellt, wird die Verletzung immer durch ein Unfallereignis infolge einer ungewollt von außen einwirkenden Kraft ausgelöst. Das Ausmaß und die Lokalisation der Schädigung sind dabei verschieden.

Ebenso kann durch die eigene Verhaltensweise eine Verletzung ausgelöst werden, sie lässt sich jedoch durch richtiges Verhalten auch vermeiden. Eine falsche Paddeltechnik oder unkritische Selbsteinschätzung können in Kombination mit einer unerwarteten oder unbeherrschbaren Situation zu ernsthaften Gesundheitsschäden führen. Die beschriebenen vorbeugenden Maßnahmen und Verhaltensvorschläge können zwar eine Verletzung nicht ganz ausschließen, aber vielleicht minimieren.

Das Buch ist als Lektüre für anspruchsvolle Kanuten, Übungsleiter, Sportstudenten sowie Sportmediziner gedacht, um die Zusammenhänge verständlich zu machen, die Probleme erkennen zu helfen und daraus folgend die richtigen Reaktionen einzuleiten.

Oberhausen, im Dezember 2000

Bozo Petračić
Harro Böttcher

Die Autoren

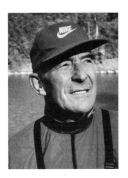 *Harro Böttcher* war als Beamter der Berufsfeuerwehr mehr als 20 Jahre lang als Leiter des Oberhausener Rettungsdienstes tätig. Er leitete die Feuerwehr-Rettungsassistenten-Schule und die Wasserrettungsstaffel. Über das Laufen und Rennradfahren kam er zum Wander- und Wildwasserkanusport.

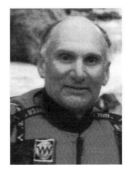 *Privatdozent Dr. med. Dr. sc. Bozo Petračić* († Dezember 2000) war seit 1983 Chefarzt der Unfall-, Hand- und Wiederherstellungschirurgie am St. Clemens Hospitale Oberhausen-Sterkrade, Autor mehrerer Fachbücher und Organisator vieler Fortbildungen zur Unfallchirurgie und Sportmedizin. Er war Mitbegründer des Vereins der Sportärzte Oberhausen und des Sportmedizinischen Zentrums. Innerhalb dieses Vereins leitete er einige sportmedizinische Forschungsaufträge. Bei zahlreichen Trekkingtouren arbeitete er aktiv an den Problemen der Höhenmedizin in Afrika und am Himalaya. Er war aktiver Wildwasserkanute und beratender Arzt des Kanu-Landesverbandes Nordrhein-Westfalen.

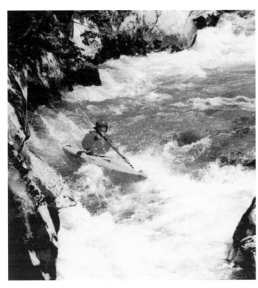
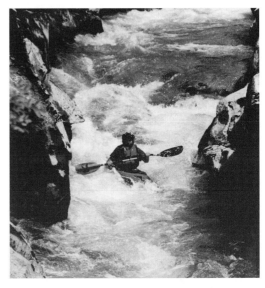

Die Autoren in Aktion: links Harro Böttcher, rechts Dr. Dr. Bozo Petračić

Allgemeiner Teil

Kanusportlich belastete Körperregionen und leistungslimitierende Gebrechen

Bei Ausübung einer Sportart wird durch Bewegungen der Stützapparat unseres Körpers wie Knochen, Gelenke und Muskulatur in Anspruch genommen, wobei die Muskeln über die Sehnen eine Beweglichkeit eines oder mehrerer Gelenke bewirken. Der Kanusport aktiviert überwiegend den Oberkörper und die Arme, gleichwohl werden reflektorisch auch die anderen Muskelgruppen wie etwa die der unteren Extremitäten beansprucht, z.B. beim Stabilisieren des Bootes und Halten des Gleichgewichtes (Abb. 1).

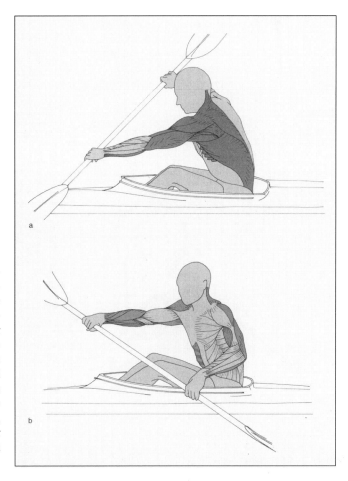

Abb. 1 Da das Paddel eine Verlängerung des Armes darstellt und gleichzeitig eine Verstärkung der Kraftübertragung bedeutet, wird beim Durchziehen des Paddels durch das Wasser mehr Kraft der Arme und des Oberkörpers benötigt, als dies mit den bloßen Händen notwendig wäre. Bei verschiedenartigen Bewegungen des Paddels werden unterschiedliche Muskelgruppen der Schulter, des Armes, des Rumpfes, des Beckens und der Oberschenkel in Anspruch genommen (aus *Weineck* 1997, 240).

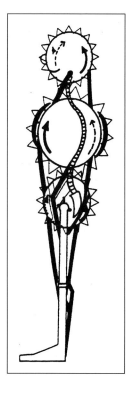

Abb. 2 Die Körperregionen sind nach dem Prinzip des Zahnradeffektes funktionell miteinander verbunden. Die Veränderung der Position einer Körperregion bewirkt automatisch die Positionsveränderung der anderen Regionen mit Veränderung der Spannungssituation der zugehörigen Muskelgruppen. Durch Streckung der Hüftgelenke bei aufrechtem Stand wird das Becken in Neutralstellung gebracht und die Wirbelsäule erhält eine physiologische Krümmung.

Zu der leistungsbestimmenden Muskulatur im Kanusport gehört die Muskulatur der Arme und des Rumpfes. Die Bewegungen, die durch das Wirken dieser Muskelgruppen entstehen, werden über das Paddel auf das Wasser übertragen und bewirken dadurch das Manövrieren und die Fortbewegung des Bootes. Die Muskulatur des Beckens und Oberschenkels spielt bei der Stabilisierung des Bootes ebenfalls eine aktive Rolle und wird ohne Ausübung einer Bewegung isotonisch aktiviert. Dabei bewirkt die Betätigung bestimmter Muskelgruppen in Abhängigkeit von der Ausgangsposition des Körpers nicht nur eine reflektorische Anspannung der anderen Muskelgruppen, sondern auch die Positionsveränderung einiger Körperteile zueinander (vgl. Abb. 2–4).

Bei angeborenen oder funktionell erworbenen Einschränkungen wie etwa Verkürzung der Muskulatur, Verschleiß der Gelenke oder unterentwickelter Muskulatur (musku-

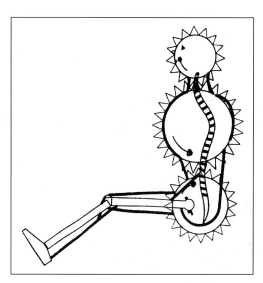

Abb. 3 Die Beugestellung der Hüftgelenke im Kajak bewirkt im Becken eine Verdrehung nach hinten. Durch den Zahnradeffekt wird der Oberkörper in Gegenrichtung gedreht und der vordere Teil der Brust- und Lendenwirbelsäule vermehrt belastet.

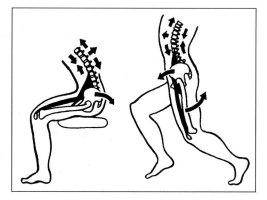

Abb. 4 Bei Sportlern mit sitzenden Berufen und ausschließlich sitzend ausgeübter Sportart – wie z.B. Kajakfahren ohne Ausübung eines ausgleichenden Sports – wird die Streckung des Hüftgelenkes durch die Verkürzung des Musculus ileopsoas (Hüftbeuger) im Laufe der Zeit vermindert. Die fehlende Streckbarkeit des Hüftgelenkes wird beim Gehen oder Laufen durch Drehung des Beckens nach vorne mit vermehrter Ausbildung eines Hohlkreuzes ausgeglichen (aus *Petračić* et al. 1998).

läre Dysbalancen) kann es in bestimmten Körperpositionen zu Überlastungen kommen, die sich bei Ausübung des Sports in Form von Beschwerden oder Schmerzzuständen ausdrücken.

Dieses Zusammenspiel der Spannungsverhältnisse der Muskelgruppen untereinander mit Positionsveränderung einzelner Körperregionen erfordert, dass alle Muskelgruppen für den Kanusport trainiert werden müssen. Eventuelle Verkürzungen der Muskulatur oder muskuläre Dysbalancen sollten verhindert, minimiert oder wegtrainiert werden, um Überlastungen vorzubeugen.

Wie erkenne ich angeborene oder erworbene leistungslimitierende Gebrechen?

Muskuläre Dysbalancen und Muskelkraftdefizite sind vorhanden, wenn einzelne Muskelgruppen unterentwickelt oder asymmetrisch entwickelt sind und es bei geforderter Leistung zu Ausweichbewegungen kommt oder sich Schwächeerscheinungen zeigen. Zur Feststellung derartiger Kraftdefizite und Muskeldysbalancen können einige Testübungen (nach *Spring* et al. 1990, 31–47) benutzt werden (Abb. 5–14).

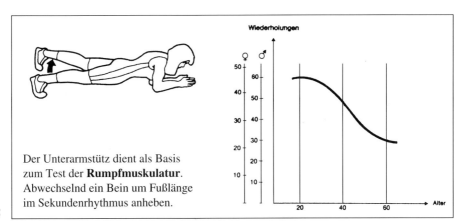

Der Unterarmstütz dient als Basis zum Test der **Rumpfmuskulatur**. Abwechselnd ein Bein um Fußlänge im Sekundenrhythmus anheben.

Abb. 5

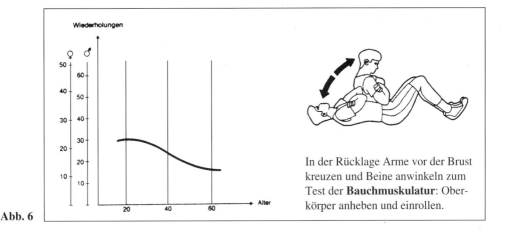

In der Rücklage Arme vor der Brust kreuzen und Beine anwinkeln zum Test der **Bauchmuskulatur**: Oberkörper anheben und einrollen.

Abb. 6

Die gleichen Übungen können auch dem Abbau der Defizite dienen. Dabei sollten die Testübungen im Zwei-Sekunden-Takt so oft wiederholt werden, bis eine Ermüdung auftritt.

Die in die Tabelle eingetragene Anzahl der ausgeführten Wiederholungen weist auf die zeitliche oder globale Abweichung vom Standard hin, bezogen auf die jeweilige Altersgruppe.

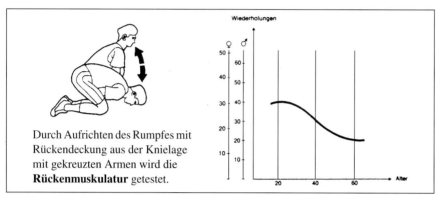

Durch Aufrichten des Rumpfes mit Rückendeckung aus der Knielage mit gekreuzten Armen wird die **Rückenmuskulatur** getestet.

Abb. 7

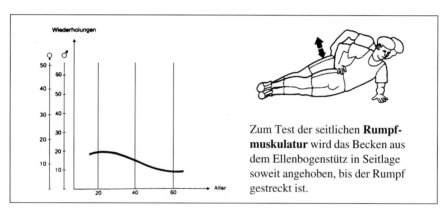

Zum Test der seitlichen **Rumpf-muskulatur** wird das Becken aus dem Ellenbogenstütz in Seitlage soweit angehoben, bis der Rumpf gestreckt ist.

Abb. 8

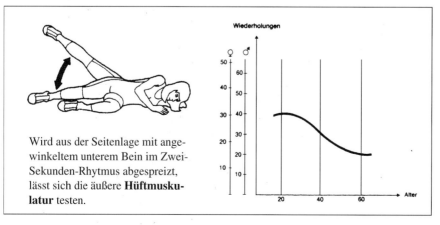

Wird aus der Seitenlage mit ange-winkeltem unterem Bein im Zwei-Sekunden-Rhytmus abgespreizt, lässt sich die äußere **Hüftmusku-latur** testen.

Abb. 9

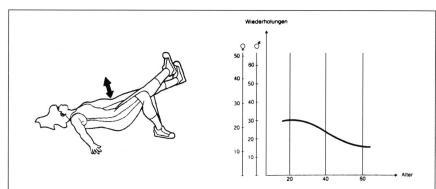

Abb. 10

In Rückenlage das eine Bein abstützen und das andere strecken. So lässt sich die hintere **Oberschenkel- und Hüftmuskulatur** testen, wenn man das Becken bis zur vollständigen Rumpfstreckung nach oben drückt. Beine wechseln im Zwei-Sekunden-Rhythmus.

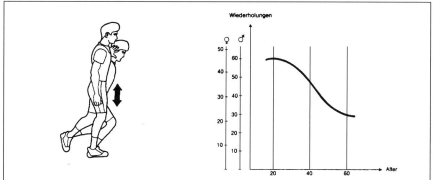

Abb. 11

Die vordere **Oberschenkelmuskulatur** lässt sich testen, wenn man im Einbeinstand das andere Bein bis zum Winkel von 60° beugt und im Zwei-Sekunden-Rhythmus wieder streckt. Eventuell das Gleichgewicht durch Abstützen stabilisieren.

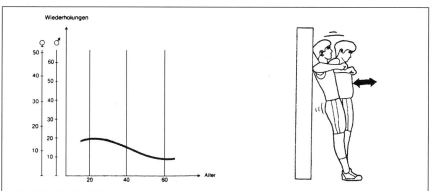

Abb. 12

Die **Schulterblattfixatoren** lassen sich testen bzw. trainieren, indem man aus dem Schräg-stand ($1^1/_2$ Schuhlängen Abstand von der Wand) mit abgewinkelten Ellenbogen den Körper im Zwei-Sekunden-Rhytmus bis zum Abstand von 3 cm abstößt. Nicht mit den Schulterblät-tern die Wand berühren.

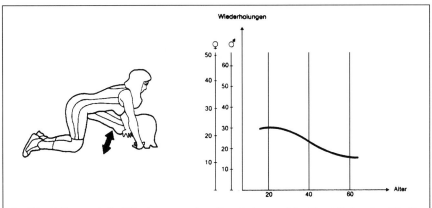

Im Vierfüßlerstand die Ellenbogen nach außen drehen und im Zwei-Sekunden-Rhythmus ohne Veränderung der Bein- und Beckenstellung beide Ellenbogen beugen. So lässt sich die hintere **Oberarmmuskulatur** testen. (Grafiken zu Abb. 5 bis 13 aus *Spring* et al. 1990, 31–47)

Abb. 13

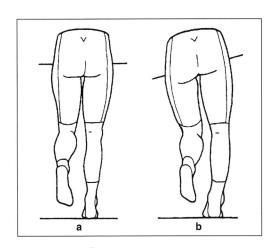

Abb. 14 Trendelenburg-Test zur Prüfung der Kraft der Gesäßmuskulatur (M. glutaeus medius). Ein kräftiger Gesäßmuskel stabilisiert Becken- und Lendenwirbelsäule beim Einbeinstand ausreichend (a). Bei geschwächtem Muskel kommt es zur horizontalen Verkippung des Beckens und Seitenverbiegung der Wirbelsäule. Die eine Beckenseite steht dann höher (b).

Verkürzung der Muskulatur und Sehnen

Die Nichtbeanspruchung des Musculus ileopsoas durch sitzende Berufe und sitzend ausgeübte Sportarten wie Kajakfahren, Rudern oder Fahrradfahren führt bei fehlender ausgleichssportlicher Betätigung im Laufe der Jahre zu einer Verkürzung des Ileopsoasmuskels, was sich in einer fehlenden Streckbarkeit des Hüftgelenkes auswirkt. Die betroffenen Sportler erreichen den aufrechten Gang statt über die Streckung des Hüftgelenkes durch eine Drehung des gesamten Beckens nach vorne und die vermehrte Ausbildung eines Hohlkreuzes. Dies kann ebenfalls ein-

oder beidseitig durch eine Prüfung fest-
gestellt werden (Abb. 15–17).

Die ein- oder beidseitige Verkürzung der
Muskulatur bewirkt eine verminderte Beweglichkeit eines oder mehrerer Gelenke.
Vermehrter Zug an der Sehne oder Ansatz-
stelle der verkürzten Muskulatur am Knochen kann die Knochenhaut reizen und
dadurch Beschwerden hervorrufen.

Die Verkürzung des Kniegelenkstreckers
wird ebenfalls durch sitzende berufliche Tätigkeit und durch Sitzen im Kajak bei ange-
beugtem Knie- und Hüftgelenk begünstigt.
Diese Verkürzung bewirkt, dass die Streckbarkeit des Hüftgelenkes herabgesetzt wird
und beim Gehen durch die Drehung des
Beckens nach vorne kompensiert wird. Dadurch kommt es ebenfalls zu einem Hohlkreuz mit möglicherweise entsprechenden
Beschwerden (Abb. 18 und 19).

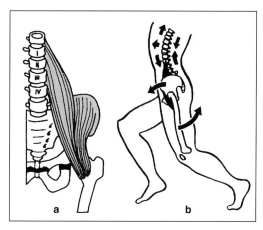

Abb. 15 (a) Verlauf des Hüftbeugers. (b) Die fehlende Streckbarkeit bei Verkürzung der Hüftbeuger
wird durch Verkippung des Beckens und Hohlkreuz
ausgeglichen.

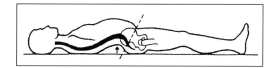

Abb. 16 Durch Hohlkreuz und Beckenkippung wird
eine Streckbarkeit der Hüfte vorgetäuscht.

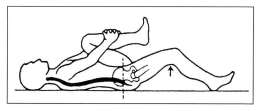

Abb. 17 Durch maximale Beugung des nicht zur
Prüfung stehenden Beines wird die Hyperlordosie-
rung der Lendenwirbelsäule und die Kippung des
Beckens blockiert. Bei verkürztem Beuger kann das
geprüfte Bein nicht so ausgestreckt werden, dass die
Kniekehle aufliegt.

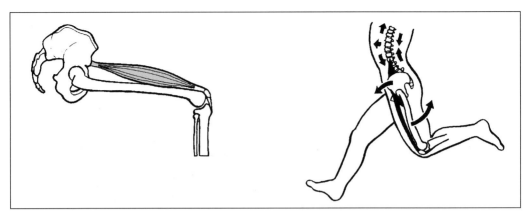

Abb. 18 Drehung des Beckens nach vorne und Hohlkreuz bei verkürztem Kniegelenkstrecker

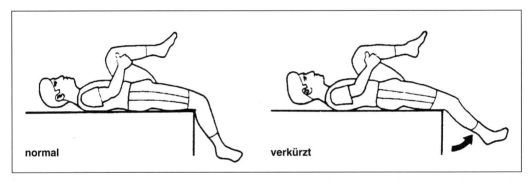

Abb. 19   Bei verkürztem Musculus rectus femoris kann das Prüfbein nicht rechtwinklig gegen die Kante der Liege gebeugt werden. Je nach Ausmaß der Verkürzung bleibt der Unterschenkel von der Liege abstehend (Abb. 15 bis 19 aus *Petračić* et al. 1998).

Vorbeugung gegen Überlastungen und Verletzungen

Erhaltung der Gelenkigkeit, Kraft und Ausdauer

Leistungssportler, Saisonsportler oder Nichtsportler, alle erwarten, dass unser Bewegungs- und Stützapparat uns bis ins hohe Alter störungsfrei zur Verfügung steht. Was aber tun wir für unseren Bewegungs- und Stützapparat, also für die Muskulatur, Sehnen und unsere Gelenke?

Von der Mehrheit der Kanuten, ob Wildwasser-, Wander- oder Seefahrer, wird der Kanusport als Saisonsport verstanden. Im Winter wird meist wenig trainiert mit Ausnahme einiger Allroundsportler, die eine andere Sportart in der Wintersaison betreiben, oder der Leistungssportler, die an ein Wintertrainingsprogramm gebunden sind. Um die Kraft, Ausdauer und Koordination sowie die Gelenkigkeit zu erhalten, muss das ganze Jahr über etwas getan werden.

Für diejenigen Kanuten, die Kanusport saisonabhängig betreiben und in der Zwischenzeit wenig trainieren, möchten wir ein Minimalprogramm vorstellen, das ihnen das ganze Jahr hindurch die Kraft, Ausdauer und Gelenkigkeit erhält.

Ergänzende Sportarten

Sportart	Zweck	Empfohlene Intensität
Joggen	Erhaltung der Grundlagenausdauer, Herz- und Kreislauftraining, Kräftigung der Beinmuskulatur	2 x wöchentlich 5 bis 10 km
Skilanglauf oder Skirollentraining	Erhaltung der Grundlagenausdauer, Herz- und Kreislauftraining. Es wird die gesamte Körpermuskulatur beansprucht, Vorbeugung gegen Muskelverkürzungen der Beine	2 x wöchentliches Skirollentraining oder regionalbedingt Skilanglauf (Winterurlaub dazu nutzen)
Schwimmen	Training der Thermoregulation im Wasser, Herz-, Kreislauf- und Atemtraining. Es wird die gesamte Körpermuskulatur beansprucht. Beim Kraulen Vorbeugung gegen die Verkürzung der Beinmuskulatur sowie den Rundrücken	1 bis 2 x wöchentlich 1000 m
Fitness im Studio	Fördert die Koordinationsgelenkigkeit und Muskelkraft	1 bis 2 x wöchentlich 1 bis 1 1/2 Stunden
Kraftübungen im Studio	Erhaltung der Kraft und Belastbarkeit der Muskulatur	1–2 x wöchentl. 2–3 Stunden

Tab. 1   Vorschlag für ein Minimal-Trainingsprogramm zur Erhaltung der Kraft, Ausdauer und Gelenkigkeit

Empfohlene Übungen zur Kräftigung der Rückenmuskulatur (nach *Bürkle*)

10-Minuten-Programm. Jede Übung 2- bis 3-mal wiederholen.

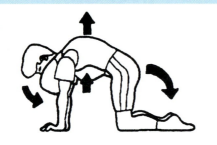

Ausführung:
Im Vierfüßlerstand den Bauch einziehen und den Kopf auf die Brust nehmen. Anschließend wird der Rücken nach oben in den Katzenbuckel gezogen und der Kopf in den Nacken genommen. Danach die Wirbelsäule behutsam nach unten durchdrücken. Als Erschwernis kann das Gesäß noch zu den Fersen geführt werden, während der Rücken als Katzenbuckel bestehen bleibt.

Abb. 20   Zweck der Übung: Wirbelsäule und Rumpfmuskulatur durch systematische Übungen dehnen und kräftigen.

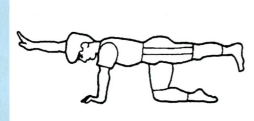

Ausführung:
Mit leicht gebeugten Ellenbogen auf Hände und Knie stützen, den Rücken dabei unter Anspannung der Bauch- und Gesäßmuskulatur gerade halten. Wechselseitig ein Bein nach hinten bis zur Waagerechten wegstrecken, die Zehen heranziehen und den Kopf nach vorne schieben. Steckt man gleichzeitig ein Bein und den gegenüberliegenden Arm, ist eine Steigerung der Schwierigkeit möglich.

Abb. 21   Zweck der Übung: Gesäß, Rückenmuskulatur und Gleichgewicht kräftigen.

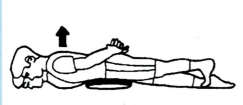

Ausführung:
Stirn auf den Boden, die Hände auf das Gesäß, Muskeln von Gesäß und Bauch anspannen, Fersen nach hinten schieben und den Kopf leicht anheben. Um ein Hohlkreuz zu vermeiden, sollte ein festes Kissen oder eine Decke unter den Bauch zu liegen kommen.
Durch Anheben der Hände und kurzzeitiges Hochhalten ist eine Erschwernis zu erreichen.

Abb. 22   Zweck der Übung: Rückenmuskulatur durch Körperspannung und Streckung stabilisieren.

Ausführung:
In Bauchlage die Arme neben den Kopf in U-Form legen. Grundspannung aufbauen und beide Arme hochheben, dabei die Schulterblätter zusammenschieben (in Richtung Wirbelsäule).

Zusätzliche Erschwernis:
Schwimmbewegungen mit den Armen.

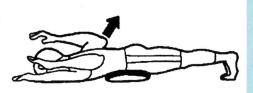

Abb. 23 Zweck der Übung: Kräftigung von Rücken- und Brustmuskulatur.

Ausführung:
In Bauchlage Arme leicht angewinkelt auf den Boden legen, Arme und Oberkörper etwas anheben und langsam nach links und rechts verlagern, ohne ein Hohlkreuz zu bilden.

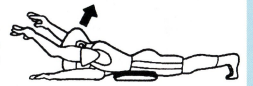

Abb. 24 Zweck der Übung: Kräftigung der Rückenmuskulatur.

Ausführung:
Im Sitzen Oberkörper aufrichten und Knie durchdrücken. Füße rechtwinklig, Kopf nach oben strecken.

Erschwernis:
Werden die Arme nach oben geführt und der Rumpf nach links und rechts langsam gedreht, wird die Rumpfmuskulatur gekräftigt und die Wirbelsäule mobilisiert.

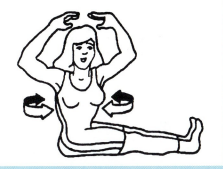

Abb. 25 Zweck der Übung: Dehnung der rückwärtigen Beinmuskulatur.

Übungen zur Kräftigung der Rückenmuskulatur für sitzende Berufe

Alle 30 Minuten 1–2 Minuten Übungen.

Folgende Übungen im Sitzen, die ursprünglich zur Kräftigung der Rückenmuskulatur für Menschen mit sitzenden Berufen konzipiert worden sind (ebenfalls nach *Bürkle*), haben sich ebenfalls für Paddler als nützlich erwiesen, da sie viele Muskelpartien von Hals-, Rücken-, Brust- und Lendenbereich stabilisieren und kräftigen.

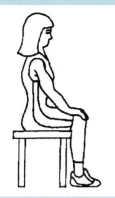

Ausführung:
In der aufrechten Sitzhaltung pendeln Sie sich locker zwischen Rundrücken und Hohlkreuz in eine aufrechte Sitzhaltung. Während Gesäß und Bauchmuskulatur angespannt und die Schulterblätter nach hinten unten zusammengeführt werden, wird ruhig weitergeatmet.

Abb. 26 Zweck der Übung: Aufrichtung der Wirbelsäule, richtige Atemtechnik.

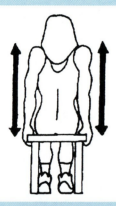

Ausführung:
In Sitzhaltung Füße schulterbreit aufsetzen und Rücken gerade halten. Während die Füße nach unten gestemmt werden, spannt man Bauch- und Gesäßmuskulatur an. Schulter nach unten drücken und Kopf nach oben ziehen und damit die Wirbelsäule strecken. Abwechselnd Schulter nach oben ziehen, Spannung halten und wieder nach unten drücken.
Anschließend Schultern vorwärts und rückwärts kreisen. Kopf entspannt halten.

Abb. 27 Zweck der Übung: Kräftigung der Schulter- und Nackenmuskulatur.

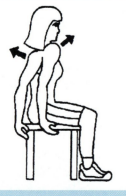

Ausführung:
Nachdem im Sitz eine Grundspannung aufgebaut worden ist, werden die Schultern nach hinten unten gedrückt (Schulterblätter zusammenführen). Während man anschließend die Schulter Richtung Nase nach vorne schiebt, wird darauf geachtet, dass der Kopf nach oben zieht und Bauch- sowie Gesäßmuskulatur angespannt bleiben.

Abb. 28 Zweck der Übung: Brust- und Schultermuskulatur dehnen und kräftigen.

Ausführung:
Im Sitzen die Daumen in die Achseln legen und
mit angewinkelten Armen vorwärts und rückwärts
kreisen. Der Schultergürtel führt eine große Kreis-
bewegung aus.

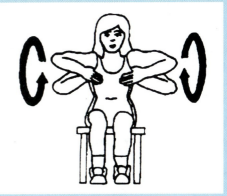

Abb. 29   Zweck der Übung: Schulter- und Nackenmuskulatur mobilisieren und kräftigen.

Ausführung:
Im Sitzen die Hände hinter dem Kopf verschrän-
ken und durch Druck gegen die Hände langsam
Spannung auf- und wieder abbauen. Druck nicht
so weit aufbauen, dass sich ein unangenehmes Gefühl einstellt.

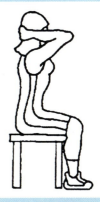

Abb. 30   Zweck der Übung: Halswirbelsäule stabilisieren und Nackenmuskulatur kräftigen.

Ausführung:
Im Sitzen die Arme seitwärts ausstrecken, die ausgestreckten Arme möglichst weit nach vorne und
hinten drehen. Indem man die Arme vorwärts und
rückwärts kreisen lässt, kann man mit einer Vari-
ante diese Übung ergänzen.

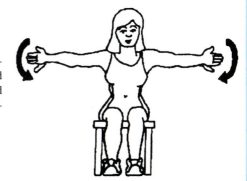

Abb. 31   Zweck der Übung: Schultergürtel mobilisieren, Nacken- und Schultermuskulatur stabilisieren.

Übungen zur Kräftigung der Bauch- und Rumpfmuskulatur

10-Minuten-Programm. Jede Übung mit 10–20 Wiederholungen ausführen.

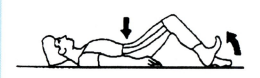

Ausführung:
In Rückenlage mit angewinkelten Knien werden die Fußspitzen angezogen, wobei die Fersen auf dem Boden verbleiben. Bei angespannter Bauch- und Gesäßmuskulatur wird die Lendenwirbelsäule auf den Boden gedrückt.

Abb. 32 Zweck der Übung: Spannung der Bauchmuskulatur und Beweglichkeit der Lendenwirbelsäule testen.

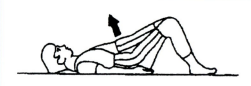

Ausführung:
In Rückenlage mit leicht angewinkelten Beinen und flach auf dem Boden stehenden Füßen wird die Hüfte langsam angehoben, sodass die Wirbelsäule sich in die Strecklage begibt (siehe Abbildung).

Abb. 33 Zweck der Übung: Kräftigung von Rumpfmuskulatur und Körperspannung.

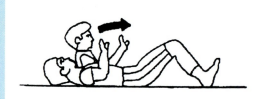

Ausführung:
In Rückenlage und aufgebauter Grundspannung Kopf und Schulter leicht anheben. Die angewinkelten Arme drücken gegen einen gedachten Widerstand.
Wenn man beide Hände gegen die Oberschenkel drückt, lässt sich eine Erschwernis erreichen.

Abb. 34 Zweck der Übung: Training der geraden Bauchmuskeln.

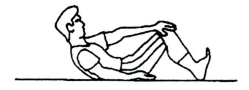

Ausführung:
Aus der Rückenlage aufrichten und zum Beispiel mit der linken Hand das rechte Knie berühren, Spannung 5–10 Sekunden halten. Das Gleiche auf der anderen Seite ausführen.

Abb. 35 Zweck der Übung: Kräftigung der schrägen Bauchmuskulatur.

Ausführung:
Aus der Rückenlage aufrichten und mit dem linken Bein und dem rechten Arm auf den Boden drücken. Hierbei wird das rechte Bein angewinkelt und die linke Hand gegen das Knie gedrückt. Anschließend Seitenwechsel.

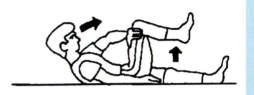

Abb. 36 Zweck der Übung: Kräftigung verschiedener Muskelpartien vom Schultergürtel bis zur Wade (unter anderem schräge Bauchmuskeln).

Ausführung:
In Rückenlage das rechte Knie mit beiden Händen umfassen und zur Brust ziehen. Mit gestreckten Armen gegen den Widerstand der Hände drücken, anschließend Seitenwechsel. Zieht man beide Beine an und nimmt den Kopf zwischen die Knie, ist eine Erschwernis zu erreichen.

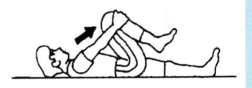

Abb. 37 Zweck der Übung: Oberschenkel-, Gesäß- und Rückenmuskulatur dehnen und ebenfalls kräftigen.

Ausführung:
In Rückenlage die Beine im rechten Winkel gegen eine Wand stellen, mit den Füßen leicht drücken und die Wirbelsäule gegen den Boden pressen. Langsam Spannung auf- und wieder abbauen.

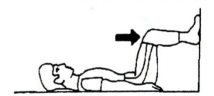

Abb. 38 Zweck der Übung: Muskelanspannung und -entspannung wahrnehmen.

Dehnübungen oder Stretching werden nur bei vorher aufgewärmter Muskulatur zur Steigerung der Muskelelastizität sowie zur Vorbeugung gegen Verspannungen und Muskelverkürzungen ausgeübt.

Selbsteinschätzung und kritische Beurteilung der Situation

Zur Selbsteinschätzung gehört auch die kritische Beurteilung der Situation. Dabei soll die eigene Technik, Kraft und Kondition in Relation zum Schweregrad des Wildwassers oder der Distanz der geplanten See- oder Wandertour stehen. Neben den eigenen Fähigkeiten soll auch die örtliche Situation in Bezug auf

Wetter, Kälte, Ausstiege (Ausbootung) und Transportmöglichkeiten bei eventuellen Problemen kritisch beurteilt werden.

Bäche oder Seen sind nicht die Bühnen, auf denen man seine Courage und Neigung zur Heldentat unter Beweis stellen sollte. Leider wirkt das Spektakuläre jedoch in den Medien überwältigender als das gewöhnliche Paddeln. Riskante Wasserfallsprünge sind für ungeübte Augen sehr beeindruckend und glänzen mehr als eine exzellente und saubere Paddeltechnik bei WW 3 oder 4.

> Unbegründete Angst beim Paddeln hemmt, gesunder Respekt vor Wasser und Wetter ist aber immer angebracht.

Was man versucht nachzumachen, wo man sich selbst Ideale und Vorbilder sucht, ist jedem freigestellt und die Folgen muss jeder anschließend selbst verantworten. Die verbesserte Paddeltechnik sollte vermehrte Freude und höhere Sicherheit beim Paddeln bewirken. Wenn sie jedoch zu Übermut und erhöhter Risikobereitschaft veranlasst, kann sie schnell Überlastungen und Verletzungsgefahren provozieren.

Allgemeine Grundregeln, die zum Gelingen einer Paddeltour beitragen

Wenn das Paddeln auch nicht gerade zu den Risikosportarten gehört, so kann es unter Umständen bei ungünstigen Fügungen schnell einmal dazu werden. Damit uns unliebsame Zwischenfälle erspart bleiben und die Touren die erhoffte Freude bringen, ist es ratsam, einige Grundregeln zu beachten.

Eine anstrengende Tour sollte stets relativ ausgeruht angegangen werden. Eine durchzechte Nacht ist keine gute Voraussetzung für das unfallfreie Gelingen des Unternehmens. Weil Kanuten in den seltensten Fällen als Hotelgäste logieren, beginnen die Voraussetzungen für eine erholsame Nachtruhe schon bei der Auswahl der Ausrüstung. Zelt, Schlafsack und Kleidung in falscher Ausführung oder am falschen Platz können die Nacht lang werden lassen, sodass man am nächsten Tag übermüdet ins Boot steigt.

6 bis 8 Std.	Ölsardinen, Gänsebraten, Terrinen, Sauerkraut, Kohl
5 bis 6 Std.	Speck, Räucherlachs, Thunfisch, Gurkensalat, Pilze, Pommes frites/Frittiertes, Schweinebraten, Koteletts
4 bis 5 Std.	Rinderbraten, Bratfisch, Steak, Schnitzel, Erbsen, Linsen, weiße und grüne Bohnen, Buttercremetorte
3 bis 4 Std.	Schwarzbrot, Käse, rohes Obst, grüner Salat, gedünstetes Gemüse, Hühnerfleisch, Filet, Schinken, gegrilltes Kalbfleisch, Bratkartoffeln, Buttergebäck
2 bis 3 Std.	mageres Fleisch, gekochtes Gemüse, Salzkartoffeln, gekochte Teigwaren, Rührei, Omelette, Bananen, Tatar
1 bis 2 Std.	Milch, Joghurt, Kakao, Magerkäse, Weißbrot, weich gekochte Eier, Kartoffelpürree, Kochfisch, Reis, Fruchtkompott
1 Std.	Tee, Kaffee, Buttermilch, Magermilch, fettarme Bouillon, Limonaden
1/2 Std.	kleine Mengen von Glukose, Fruktose, Honig, isotonischen Elektrolytgetränken, Alkohol

Tab. 2 Durchschnittliche Magenverweildauer verschiedener Speisen

Eine *angepasste Ernährung* (vgl. Tab. 2) sollte bei allen Wassersportarten eine Selbstverständlichkeit sein. Ein voller Bauch mit schwer verdaulichen Speisen dehnt nicht nur die Spritzdecke aus, sondern stört auch das allgemeine Wohlbefinden des Paddlers ganz erheblich.

Alkohol, Drogen und Medikamente haben im Sport keinen Platz und dort unter Umständen die gleichen negativen Folgen wie im Straßenverkehr. Die Verlangsamung der Reaktionen wird sich bei Wildwassersportlern in kritischen Situationen auch dort unfallträchtig auswirken.

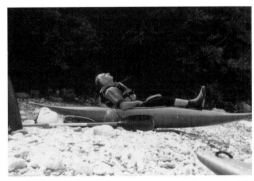

Abb. 40 Die Nacht zuvor gut zu schlafen und nicht übermüdet auf Tour zu gehen ist besser, als während der Paddeltour einzuschlafen. Hier wurde der Autor dennoch von der Kamera beim Schlaf erwischt.

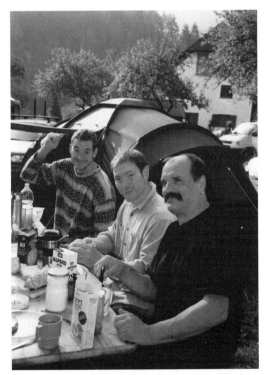

Abb. 39 Die Paddeltour sollte nicht mit vollem Magen begonnen werden. Leicht verdauliche Mahlzeiten, möglichst ein bis zwei Stunden vor der Tour eingenommen, sind dankbarer. Die Zeit zwischen Essen und Einstieg lässt sich gut mit Sicherheitsübungen und sonstigen notwendigen Vorbereitungen überbrücken.

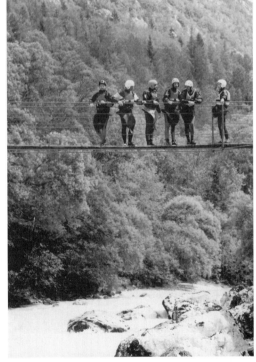

Abb. 41 Auskundschaften der örtlichen Gegebenheiten und kritische Beurteilung sind manchmal lebensrettend.

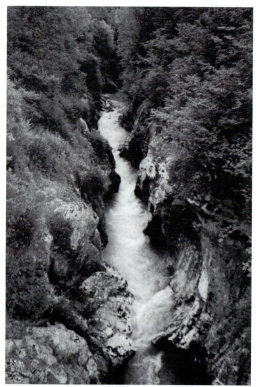

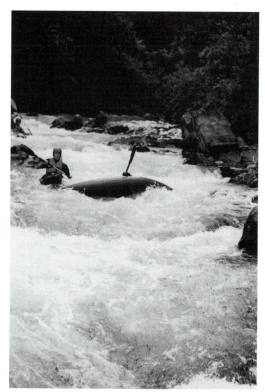

Abb. 42   Das Befahren solcher Klammen (zwei Klammen der Soca/Slowenien) erfordert eine kritische Einschätzung der eigenen Fähigkeiten und des Schwierigkeitsgrades abhängig vom Wasserstandspegel. Das Befahren bei mittlerem Wasserstand oder gar Hochwasser kann tatsächlich zum ultimativen Kick werden. In jeder Saison bezahlen jedoch zwei bis drei Kanuten ihre Selbstüberschätzung an dieser Stelle mit dem Leben.

Abb. 44   Konzentration und „Wasserlesen" sind wichtiger und zahlen sich im Erfolg aus.

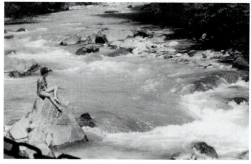

Abb. 43   Die Beobachtung der Schönheiten am Ufer hat auf dem Rhein schon einige Schiffer in Not und viele Kanuten zum Kentern gebracht.

Ein wesentlicher Beitrag zur Sicherheit einer Paddeltour ist eine gute Kenntnis des Paddelreviers. Flussführer und -karten z.B. vom Deutschen Kanu-Verband (DKV) vermitteln wichtige Hinweise zur Gewässerbeurteilung. Auch Unterhaltungen mit ortskundigen Paddelfreunden, Platzwarten oder Heimleitern sind oft sehr hilfreich und bieten wertvolle Insiderhinweise. Um Strömung, Stromschnellen, Wehre, Brückendurchfahrten und sonstige Hindernisse richtig und aktuell einzuschätzen, sind jedoch in kritischen Paddelrevieren Erkundungsgänge der Gewässers vom Ufer aus unerlässlich.

Ratsam ist auch, die in den Flussführern aufgeführten Pegeldienste abzufragen. Die Kanu-Landesverbände Nordrhein-Westfalen und Hessen beispielsweise haben die Pegelabfrage für ihre Paddelreviere unter der Rufnummer 02 03/7 38 13 25 gemeinsam organisiert.

Nach Möglichkeit sollten wir uns vor größeren Unternehmungen auch gleich über die örtlichen Notrufnummern der Rettungsdienste informieren. In Deutschland ist dieses weitgehend

die einheitliche Notrufnummer 112 oder der Polizeinotruf 110.

Über diese Nummern sind die Rettungsleitstellen erreichbar, die bei Bedarf die weiteren notwendigen Rettungseinheiten benachrichtigen. Dies können je nach Region sein:
– Krankentransportdienst
– Rettungsdiensteinheiten
– Notarztdienst
– Rettungshubschrauber
– Wasserrettungsdienste
– Bergrettungsdienste
– Seenotrettungsdienst
– Feuerwehr mit technischer Hilfe
– Polizei bzw. Wasserschutzpolizei

Schön und wertvoll ist es, wenn man die Notrufnummern parat hat, noch viel schöner, wenn man sie nicht benötigt!

Ersthelfer-Set und Grundlagen der ersten Hilfe

Zusammenstellung des Ersthelfer-Sets

Der Inhalt und Umfang des mitgeführten Ersthelfer-Sets bei Kanutouren oder beim Training ist so gestaltet, dass 90 Prozent der häufigsten Überlastungen und Verletzungen am Ort des Geschehens ausreichend vorbehandelt werden können mit dem Ziel, eine vorläufige Linderung der Beschwerden zu erzielen, schwerere Folgen zu minimieren und eine qualitativ gute Ausgangssituation für die weitere Behandlung zu gewährleisten.

Das Mitführen eines Ersthelfer-Sets gehört zur Pflicht eines jeden Gruppenleiters. Auch den anderen Kanuten wird empfohlen, ein individuelles Ersthelfer-Set bei Touren oder

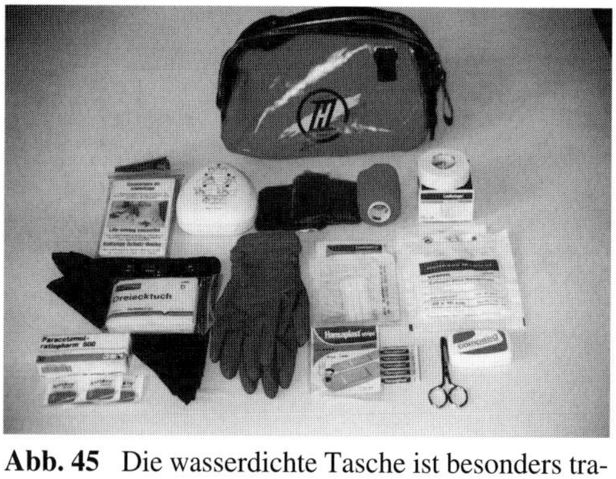

Abb. 45 Die wasserdichte Tasche ist besonders tragefreundlich und zweckmäßig.

beim Training mitzunehmen. Der Umfang des Materials und die Mittel sollten der Gruppengröße angepasst werden.

Grundsätzlich sollte man nur die Mittel oder Materialien mitführen, die man aus eigener Erfahrung kennt und bereits angewandt hat oder mit deren Umgang man vertraut ist. Die Erfahrungen haben gezeigt, dass die Mittel und Materialien, die man in ihrer Anwendung nicht persönlich kennt, in Notfallsituationen entweder überhaupt nicht oder falsch angewandt werden.

In diesem Buch wird nur das Allernötigste und auch Praktikable für ein Ersthelfer-Set empfohlen. Die folgenden Kapitel sollen die Handhabung der empfohlenen Mittel und Materialien bei den Kanuten vertraut machen helfen, sodass diese in gegebener Situation vor Ort die theoretischen Kenntnisse auch in die Praxis umsetzen können.

Allgemeine Hinweise zum Gebrauch der Bordmittel sind im Allgemeinteil des Buches dargelegt. Verletzungsspezifische Anwendungen finden Sie im „Speziellen Teil" des Buches erläutert, zugeordnet zu der betreffenden Überlastungsform oder Verletzungsart.

Für die Unterbringung des Ersthelfer-Sets bieten sich die unterschiedlichsten Behälter an. Sie sollten jedoch auf jeden Fall Wasser-

**Ersthelfer-Set (Übungsleiter)
für 5–6 Kanuten**

1. Wasserdichte Behälter
2. Rettungsaludecke
3. Thermopack (2–4 Stück)
4. Maske zur Beatmung
5. 2 x Dreiecktuch mit Sicherheitsnadel
6. 1 halbelastische Mullbinde,
   8 cm breit
7. Sterile Kompressen 10 x 10 cm
8. Steristrip
   (Leukostrip 64 x 76 mm)
9. 1 Paar Schutzhandschuhe
10. Schmerztabletten (Paracetamol
    10 Stück, Aspirin 200 10 Stück)
11. Tape 2 cm breit, 10 m
12. Fingerpflaster (Hansaplast-Strip)
13. Schere
14. Compeed Wundblasenpflaster

Schmerz und Gegenmittel

Der Schmerz ist ein unangenehmes Sinnes-
erlebnis, das nach Verletzung oder Überlastung mit Gewebsschädigung entsteht. Er ist
ein Schutzsignal des Körpers, das die ge-
störte Funktion der verletzten oder belasteten Gliedmaße anzeigt und eine Schonung
dieser Gliedmaße von der weiteren sportli-
chen Belastung verlangt.

Schmerzmittel wirken nicht nur schmerz-
lindernd. Die therapeutische Dosis lindert
die Schmerzen, wirkt entzündungshem-
mend und abschwellend und fördert dadurch den Heilprozess. Die Ausführung des
Sportes sollte jedoch unter Ausschaltung
dieses Warnsignals nicht weiter fortgesetzt
werden.

Geeignet sind Schmerzmittel, die nicht
müde machen, z.B. Paracetamol-Tabletten
à 1000 mg (für Erwachsene) bis zu 3 x 1000
mg Maximaldosis pro Tag. Als notfallmäßi-
ge Gabe sind 2 x 1000 mg auf einmal mit etwas Wasser oder Tee zu empfehlen.

In Tab. 3 sind die empfehlenswerten
Schmerzmittel aufgeführt. Dabei ist zu
beachten, dass Aspirin oder ASS als
Schmerzmittel bei Verletzungen oder
Überlastungen ungeeignet ist. Aspirin und
ASS sind überwiegend kopfschmerzlin-
dernde und fiebersenkende Mittel, die zusätzlich eine Verdünnung des Blutes und
eine Hemmung der Blutgerinnung hervorrufen. Aus diesem Grunde sind sie bei
klaffenden, blutenden Wunden oder bei
eventueller Notwendigkeit einer nach-
folgenden Operation nach erfolgter Verletzung wegen der Nachblutungsgefahr
ungeeignet.

und Staubdichtigkeit garantieren. Im ein-
fachsten Falle sind die Utensilien in Plastik-
beuteln zu verschweißen.

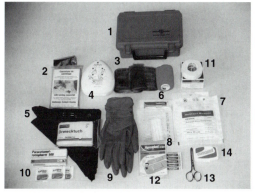

Abb. 46   Auch die Plastikbox in wasserdichter Ausführung bietet sich an.

Anwendungs-bereich	Wirkung	Handels-name	Notfalldosis (Erwachsene)	Tagesdosis (Erwachsene)	Rezept-pflichtig ja/nein
Schmerzen nach Verletzungen, Verstauchungen, Brüchen und offenen Wunden	– schmerzlindernd – abschwellend	Ibuprofen	600 mg in Tablettenform	1200 mg	ja
„	– schmerzlindernd – abschwellend	Diclofenac Voltaren	100 mg Tabletten	200 mg	ja
„	– schmerzlindernd – abschwellend	Paracetamol	1000 mg Tabletten	3000 mg	nein
Schmerzen bei Überlastungen und Gelenkschmerzen	– schmerzlindernd – abschwellend – entzündungs-hemmend	Diclofenac Voltaren	100 mg Tabletten	200 mg	ja
„	– schmerzlindernd – fiebersenkend	Paracetamol	1000 mg Tabletten	3000 mg	nein
Kopfschmerzen, Fieberzustände, z.B. Hitzeschäden	– schmerzlindernd – fiebersenkend – gerinnungs-hemmend	Aspirin ASS	2 x 500 mg in Tabl. Brausetabletten	1500 mg	nein

Tab. 3   Empfohlene Schmerzmittel

Wunde und Verband

Unter einer Wunde versteht man eine Verletzung mit Zerreißung der Haut und klaffendem Unterhautgewebe, eventuell sogar der Muskulatur. Bei einem Kanuten sind alle unbedeckten Hautstellen, insbesondere aber das Gesicht (Helmrandverletzung), potenziell gefährdet.

Bei der Versorgung einer Wundverletzung sollte unabhängig von der Lokalisation der folgende zeitliche Ablauf eingehalten werden:

• Blutstillung durch manuelle Kompression oder vorläufigen Kompressionsverband für 10 bis 15 Minuten. Bereits nach 10-minütiger Kompres-

sion hören die meisten Wunden auf zu bluten. Nur bei fortgesetzter spritzender Blutung (Schlagaderverletzung) wird ein Kompressionsverband weiter belassen.

• Säuberung der Wunde von groben Verschmutzungen wie Erde, Sand, Moos mit fließendem, sauberem Quellwasser, Leitungs- oder Bergbachwasser. Die Kontamination der Wunde durch Infektionskeime, die eine Eiterung hervorrufen, ist in der freien Natur äußerst selten (Ausnahme: Tetanus).

• Eine Desinfektion der Wunde oder Wundränder ist nicht erforderlich. Durch Desinfektionsmittel wird eher das Wundgewebe zusätzlich geschädigt als die Keime bei eventueller Kontamination der Wunde getötet. Deswegen ist die Mitführung eines Wunddesinfektionsmittels im Ersthelfer-Set nicht genannt.

- Verkleinerung der klaffenden Wunde durch Steristrips
- Anlage des sterilen Verbandes
- Eine Blutung an Extremitäten kann oftmals schon durch Hochlagern der Wunde über Herzniveau in ihrer Heftigkeit gemindert werden.
- Vorstellung beim ortsansässigen Arzt wegen definitiver Wundversorgung und zur Überprüfung des Tetanusschutzes

Heftpflasterverbände

Heftpflasterverbände (Wundschnellverbände) eignen sich zur Versorgung kleinerer Wunden. Auch die fertigen Fingerpflaster und der Tapeverband sollten im Vorrat des Paddlers enthalten sein. (Der Tapeverband eignet sich auch gelegentlich zur Bootsreparatur.)

Der Hautbereich, auf den das Pflaster geklebt werden soll, muss sauber, trocken und fettfrei sein. Auf nasser oder fettiger Haut klebt kein Pflaster. Der Wundbereich sollte ggf. zuvor – ohne die Wunde selbst zu berühren – mit einer Mullkompresse von der Wunde weg nach außen gereinigt oder getrocknet werden. Bei der Vorbereitung und dem Anlegen des Heftpflasters darf die keimfreie Polsterschicht nicht mit den Händen berührt werden. Schnittwunden sollten so überklebt werden, dass die Wundränder gegeneinander gezogen werden. Hierdurch wird die Blutstillung erheblich begünstigt.

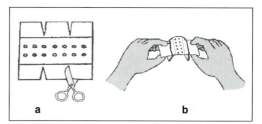

Abb. 47 (a) Heftpflasterstreifen, (b) sterile Auflage

Die beiden Schutzstreifen des Pflasters sind so mit den Fingern zu fassen, dass der Mullstreifen direkt auf die Wunde aufgelegt und die Klebeflächen des Pflasters angedrückt werden können.

Pflaster für Verbände an Gelenken werden seitlich eingeschnitten, damit sie sich bei Bewegung des Gelenkes besser anpassen. Das jeweilige Gelenk sollte deshalb beim Aufbringen des Verbandes in halb gebeugter Stellung sein, um bei fertigem Verband eine größtmögliche Beweglichkeit des Gelenkes in beide Richtungen zu erhalten.

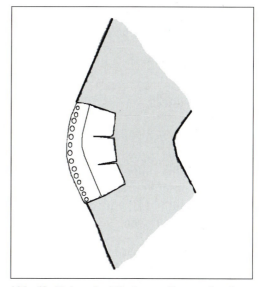

Abb. 48 Knie- oder Ellenbogenpflasterverband

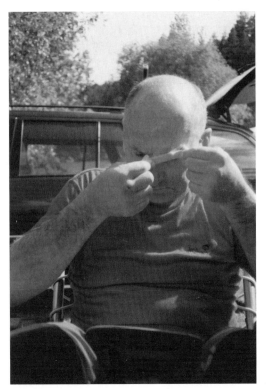

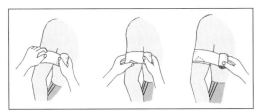

Abb. 50 Ansatz und Durchführung eines Binden-verbandes

Wie bei jeder Verbandart muss auch hier zunächst eine sterile Wundauflage auf die Wunde gelegt werden. Sodann erfolgt zur Befestigung von Bindenanfang und Mull-kompresse zunächst ein Kreisgang um das entsprechende Gelenk.

Anschließend wird die Verletzung in Spiral-gängen umwickelt. Die Dichte der Wicke-lung und die Stärke der Polsterung richten sich jeweils nach der Schwere der Blutung.

Abb. 49 Eine Stirnplatzwunde, die durch den Helm-rand oder Steinaufschlag bei einer Kenterung ent-stand, wird durch Steristrip verschlossen, die klaf-fende Wunde verkleinert. Man befestigt den Steristrip zunächst an einem Wundrand, drückt die Wunde zu-sammen und klebt dann den Strip an den anderen Wundrand. (Hier der Autor bei der Selbstversorgung mit Hilfe eines Spiegels.)

Bindenverbände

Je nach Art und Schwere der Verletzung ist die Anwendung eines Bindenverbandes mit Mullbinden oder Verbandpäckchen sinnvoll. In unseren Ersthelfer-Sets sind je eine 8-cm-Mullbinde und die erforderli-chen Mullkompressen vorgesehen. Zur einfacheren Anwendung sollte man heute nur noch halbelastische Mullbinden ver-wenden, weil diese ohne viel Druck sicher anzubringen sind.

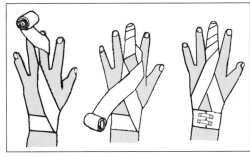

Abb. 51 Ansatz und Durchführung eines Binden-Fingerverbandes

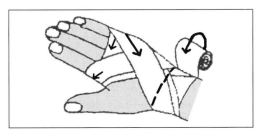

Abb. 52 Bindenverband einer Hand

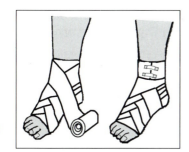

Abb. 53
Bandage
oder Verband
eines Fußes

Stehen sterile Verbandpäckchen zur Verfügung, so sind diese bereits mit ausreichenden Polsterungen versehen, die wiederum keinesfalls mit den Fingern berührt werden dürfen.

Dreiecktuchverbände

Dreiecktuchverbände könnten für Kanuten fast das Universalmittel in der ersten Hilfe sein. Ihre Stärken sind
– einfache Herstellung,
– vielseitige Anwendbarkeit,
– Effektivität und
– Material sparende Anwendung.

Das Dreiecktuch kann zur Befestigung steriler Wundauflagen und zur Immobilisation (Ruhigstellung) von Brüchen o.Ä. am ganzen Körper verwendet werden. Hierbei kann man es entweder in seiner gesamten Größe oder als Krawatte einsetzen.

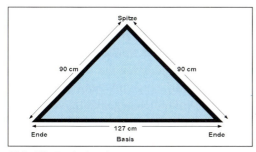

Abb. 54 Dreiecktuch

Dreiecktuchkrawatte

Bei der Herstellung einer Krawatte wird das Tuch ausgebreitet und die Spitze zur Basis gelegt. Anschließend wird die Basis über die Spitze mehrfach gefaltet, bis ein Band von 5–7 cm Breite entsteht. Die fertige Krawatte hat dann eine Länge von ca. 1,30 m und kann so als Binde verwendet werden.

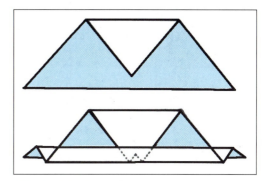

Abb. 55 Dreiecktuchkrawatte

Ellenbogen- oder Knieverband

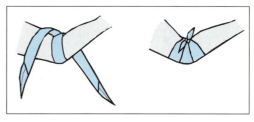

Abb. 56 Anlegen eines Ellenbogen- oder Knieverbandes mittels Dreiecktuch

Beim Anlegen eines Ellenbogen- oder Knieverbandes mithilfe des Dreiecktuchs wird zunächst eine sterile Wundauflage auf die Wunde gelegt und das Gelenk in eine mittlere Beugung gebracht. Die Wundauflage wird nun mit dem Dreiecktuch fixiert,

indem die Enden der Krawatte in gegen-
läufiger Richtung gewickelt und dann miteinander verknotet werden.

Verbinden einer Hand
oder eines Fußes mit Krawatte

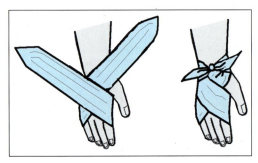

Abb. 57 Ansatz und Endzustand des Handverbandes
mit Krawatte

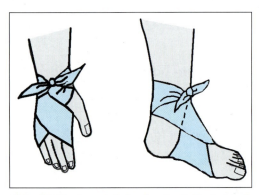

Abb. 58 Hand- und Fußverband mit Dreiecktuchkrawatte

Nachdem die Krawatte gewickelt zur Verfügung steht, wird die sterile Wundauflage
angebracht. Diese wird mittels der Krawatte
fixiert und die Krawatte gegenläufig um
Hand und Handgelenk gewickelt. Die Enden werden in gewohnter Form verknotet.
Auf die gleiche Weise kann auch eine Fuß-
verletzung versorgt werden.

Großflächige Verbände
mit Dreiecktüchern

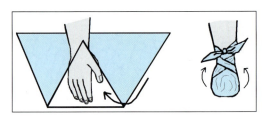

Abb. 59 Großflächiger Schnellverband einer Hand
mit Dreiecktuch

Bei bestimmten Verletzungen ist der groß-
flächigen Versorgung einer Hand oder eines
Fußes unter Umständen der Vorzug zu geben. Dies kann beispielsweise bei Verbrü-
hungen, Verbrennungen oder einer Zer-
trümmerung der Hand oder des Fußes der
Fall sein. Hierbei wird das Dreiecktuch
flach ausbreitet, die verletzte Hand (der
Fuß) von der Basis her auf das Tuch gelegt
und die sterilen Wundauflagen fixiert. Nun
wird die Spitze umgeschlagen, mit den frei-
en Enden umwickelt und diese letztlich miteinander verknotet.

Großflächiger Verband
des Oberschenkels

Beim Anlegen großflächigerer Verbände
muss vielfach auf die Kombination mehrerer Dreiecktücher zurückgegriffen werden.
Beim Oberschenkelverband wird ein Tuch
zum Fixieren als Krawatte angelegt. Das
zweite wird mit der Spitze in die Krawatte
eingerollt, dann werden die sterilen Wundauflagen großflächig mit dem Tuch abge-
deckt und schließlich gegenläufig verknotet.
Der Arbeits- und Materialaufwand eines
derartigen Dreiecktuchverbandes steht in
keinem Verhältnis zum Bindenverband.

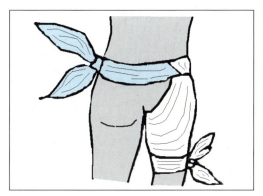

Abb. 60 Großflächiger Verband des Oberschenkels mithilfe von Dreiecktüchern

Großflächiger Verband des Oberarmes

Beim Oberarmverband wird von der Schulter der verletzten Seite zur Achsel der Gegenseite eine Befestigungskrawatte gelegt. Ein zweites Dreiecktuch wird nun mit der Spitze in die Krawatte eingerollt.

Die freien Enden dieses Tuches werden danach über die sterile Wundauflage gegenläufig um den Arm gebunden und an den Enden verknotet.

Anwendung des Dreiecktuches zur Ruhigstellung des Schultergelenkes (Armtragetuch)

Das Anlegen eines Armtragetuches ist sinnvoll bei:
– Verletzungen des Schultergelenkes
– Verletzungen des Schlüsselbeins
– Verletzungen des Ellenbogengelenkes
– Fraktur eines Oberarmknochens
– Fraktur eines Unterarmknochens
– Verletzungen einer Hand oder eines Handgelenkes

In den meisten Fällen darf man beim Anlegen des Armtragetuches auf die Mitarbeit des Verunfallten zählen.

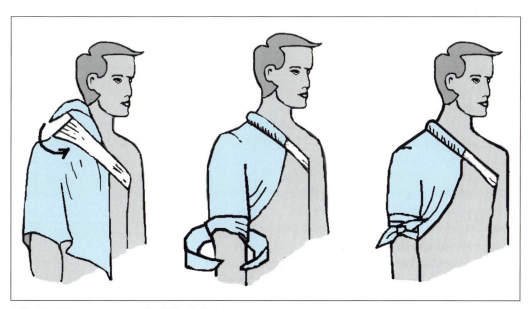

Abb. 61 Oberarmverband mittels Dreiecktüchern

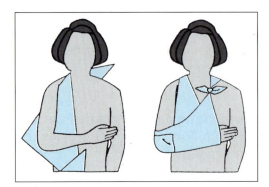

Abb. 62 Anlegen eines Armtragetuches aus dem Dreiecktuch

Kopfverband mittels Dreiecktuch

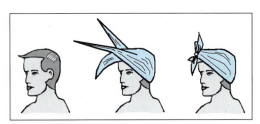

Abb. 63 Ansatz, Wickeltechnik und Endzustand des Kopfverbandes

Bei Kopfverletzungen wird wiederum zunächst die sterile Wundauflage gelegt. Diese ist dann mit dem Dreiecktuch abzudecken, indem die Basis vom Nacken her zur Stirn gehalten wird. Die beiden Spitzen werden nun einmal gebunden und dann die Spitze nach hinten darüber gelegt. Wenn die Spitze unter der Bindung verstaut und befestigt ist, werden die beiden Enden in üblicher Weise verknotet.

Dieser Verband lässt sich auch so gestalten, dass der Ansatz von der Stirn her erfolgt und der Knoten im Nacken angebracht wird. Die jeweilige Art und Lage der Verletzung sollten darüber entscheiden, welche Ausführung des Dreiecktuch-Kopfverbandes gewählt wird.

Der Druckverband

Bei starken Blutungen, insbesondere bei Schlagaderverletzungen, muss gegebenenfalls durch Abdrücken der betroffenen Arterie weiterer Blutverlust vermieden werden. Die Abdrückpunkte liegen dabei stets zwischen dem Herzen und der Verletzung.

Mit dem Daumen wird zunächst versucht, durch Druck auf die Schlagader gegen den Knochen einen Verschluss der Arterie zu bewirken. Der Erfolg oder Misserfolg ist meistens an der Blutung zu ersehen.

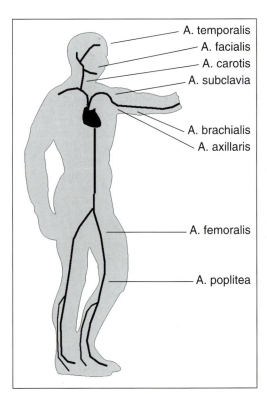

Abb. 64 Die wichtigsten Abdrückpunkte

Anschließend ist unverzüglich ein Druckverband anzulegen, der weitere Blutungen stillen soll.

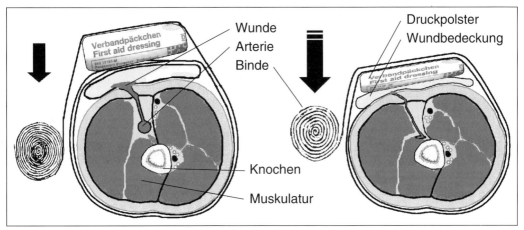

Abb. 65 Ansatz und Wirkung des Druckverbandes

Hierbei wird nach Aufbringen einer sterilen Wundauflage mit einem Kreisgang der Bindenanfang fixiert. Nun wird direkt über der Verletzung durch Aufbringen eines geeigneten Gegenstandes (ungeöffnete Mullbinde, Verbandpäckchen o.Ä.) ein gewisser Druck auf die Verletzung ausgeübt. Dieser wird dann von Spiralgang zu Spiralgang verstärkt, bis die Blutung zum Stillstand kommt.

Auch für Druckverbände gilt: nur so fest wickeln, dass kein weiteres Blut durch den Verband sickert, die Blutung also zum Stillstand kommt, andererseits jedoch kein Stau erzeugt wird.

Knochenbruch und Immobilisation

Bei ausgedehnten Weichteilverletzungen oder vermutetem Knochenbruch ist zur Linderung der Schmerzen und Vorbeugung gegen weitere Komplikationen die Stilllegung bzw. Immobilisation des verletzten Gliedes erforderlich.

Dabei sind drei Grundregeln zu beachten:

1. Die betroffene Extremität wird in physiologische Stellung gebracht, eventuell unter leichtem Zug. Die Regel, dass man bei einer starken Verdrehung des Fußes die vorgefundene Position unverändert belässt und in dieser Position eine Ruhigstellung durchführt, ist in Bezug auf die Folgeschäden heutzutage nicht mehr vertretbar. Insbesondere im Kanusport muss man berücksichtigen, dass vom Abtransport des Kanuten bis zu dessen Eintreffen beim Unfallarzt wesentlich längere Zeit in Kauf genommen werden muss, als bei einer notärztlichen Versorgung im städtischen Bereich zu erwarten ist.

2. Bei der Immobilisation muss die verletzte Extremität gut abgepolstert werden, sodass keine druckstellenbedingten Schäden entstehen können.

3. Die Ruhigstellung wird so angelegt, dass die zwei dem Bruch benachbarten Gelenke ruhiggestellt werden, um die Effizienz der Immobilisation zu gewähren.

Grundlagen und Technik der Wiederbelebung

Sofern der Patient erkennbare Anzeichen eines Herz-Kreislauf-Stillstandes zeigt, muss unverzüglich mit der Wiederbelebung begonnen werden. Es ist allerhöchste Eile geboten – der Patient befindet sich im Grenzbereich zwischen Leben und Tod. Man bezeichnet diesen Zustand auch als Scheintod oder klinischen Tod.

Anzeichen für einen Herz-Kreislauf-Stillstand sind:

– fehlendes Bewusstsein,
– keine sichtbaren oder spürbaren Atembewegungen,
– kein hörbares Atemgeräusch,
– kein tastbarer Puls an den Halsschlagadern.

Sofern diese Untersuchungen einen Herz-Kreislauf-Stillstand bestätigen, muss systematisch und ohne Zeitverzug die Wiederbelebung eingeleitet werden.

Neben den nachstehend geschilderten Maßnahmen sind – möglichst sofort – parallel Notarzt und Rettungsdienst zu alarmieren!

Lagerung bei der Herz-Lungen-Wiederbelebung (HLW)

Bei der HLW (verschiedentlich wird auch die Bezeichnung CPR = **c**ardio**p**ulmonale **R**eanimation verwendet) werden die Lungen künstlich beatmet und die fehlende Herzkompression durch Druck von außen auf das Herz ersetzt.

Für die Durchführung der Herz-Lungen-Wiederbelebung muss der Patient möglichst unverzüglich *in Rückenlage auf festem Untergrund* gebracht werden. Eine weiche, federnde Unterlage verringert nicht nur die Effektivität der Herzkompression, sondern führt auch häufig zu schwerwiegenden inneren Verletzungen wie z.B. Rippenbrüchen, Lungenverletzungen oder Herzbeutelrupturen.

Kontrollieren und Freilegen der Atemwege

Bevor mit der Beatmung begonnen wird, muss man sich davon überzeugen, dass die Atemwege nicht verlegt sind (gegebenenfalls Speisen, Erbrochenes und Zahnprothesen aus dem Mund entfernen).

Zum Öffnen des Mundes muss ggf. der Esmarch'sche Handgriff (Abb. 66) angewendet werden. Hierzu greifen beide Daumen auf das Kinn, die Finger unter die Kiefer. Durch leichten Druck auf die Kiefermuskulatur lässt sich der Mund nun relativ einfach öffnen.

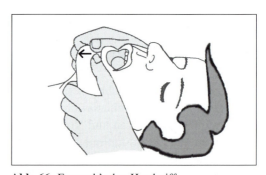

Abb. 66 Esmarch'scher Handgriff

Die Überstreckung des Kopfes

Für eine optimale Öffnung der Atemwege muss der Kopf des Patienten überstreckt werden. Hierzu kniet der Helfer seitlich in Höhe des Kopfes des Patienten und greift mit einer Hand unter den Nacken, mit der anderen auf die Stirn des Patienten und überstreckt dessen Kopf ohne Kraftaufwand möglichst weit nackenwärts.

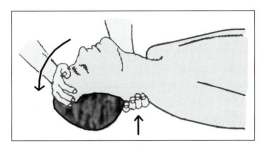

Abb. 67 Grifftechnik zur Überstreckung des Kopfes

Durch die Streckung der Hals- und Rachenmuskulatur wird ein Verlegen der Atemwege durch die Zunge des Patienten verhindert und die Atemwege werden optimal erweitert.

Die Herz-Lungen-Wiederbelebung kann durchaus von einem Helfer allein durchgeführt werden. Besser und Kraft sparender geht es allerdings zu zweit.

Bei der Zweihelfermethode arbeitet der beatmende Helfer in gleicher Weise wie unten beschrieben. Der zweite Helfer, der die äußere Herzkompression übernimmt, kniet seitlich neben dem Brustkorb des Patienten. Seine Schultern befinden sich bei ausgestreckten Armen senkrecht über dem Brustbein des Patienten.

Nach der Lagerung und Atemwegskontrolle wird mit der künstlichen Beatmung begonnen. Hierzu atmet der Helfer tief ein und bläst seine Ausatemluft dann ruhig und kontrolliert in die Atemwege des Patienten ein. Bei einer nahezu gleich großen Person bleibt er weitgehend bei seinem eigenen normalen Atemrhythmus und Atemvolumen. Je kleiner der Patient, desto schneller die Atemfolge, jedoch desto geringer die einzublasende Luftmenge.

Bei der Beatmung wird stets beobachtet, ob sich die Brust des Patienten hebt und senkt. Sofern sich der Bauch und nicht die Brust hebt, ist die Überstreckung des Kopfes nicht korrekt oder die Atemwege sind nicht frei. Die Luft gelangt somit nicht in die Lunge, sondern in den Magen. Es besteht für den Patienten die Gefahr des Erbrechens, wodurch es möglicherweise zu einer Verlegung der Luftwege kommt.

Ferner ist darauf zu achten, dass die eingeblasene Luft nicht über die Nase des Patienten entweichen kann. Gegebenenfalls muss die Nase mit den Fingern zugedrückt werden.

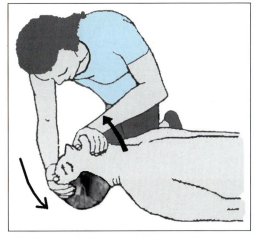

Abb. 68 Vorbereitung des Patienten für die Beatmung

Methoden der Atemspende

Für die Atemspende können

a) die Mund-zu-Mund-Beatmung,
b) die Mund-zu-Nase-Beatmung oder
c) die Mund-zu-Maske-Beatmung gewählt
   werden.

Die Mund-zu-Maske-Beatmung hilft insbesondere, die persönliche Hemmschwelle des Helfers zu überwinden.

Bei der Beschaffung sollte jedoch darauf geachtet werden, dass die Maske über einen aufblasbaren, anpassungsfreundlichen Dicht-

rahmen verfügt. Ansonsten besteht die Gefahr, dass die eingeblasene Luft am Dichtrahmen vorbei entweicht und die Beatmung folglich ineffektiv ist.

Bei der Beatmung von kleinen Kindern oder Säuglingen ist auch eine Mund-zu-Mund/Nase-Beatmung möglich. Der Mund des Spenders umschließt hierbei Mund und Nase des zu beatmenden Kindes und bläst so die Atemluft ein.

Die äußere Herzkompression

Der Druckpunkt

Für die äußere Herzkompression (Herzmassage) suchen wir zunächst auf dem Brustkorb den genauen Druckpunkt.

Hierbei ertasten wir in Brustkorbmitte das untere Ende des Brustbeines. Von hier aus gehen wir 5 bis 7 cm (drei Querfinger breit) in Richtung des Kopfes. An diesem Punkt

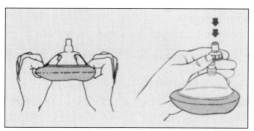

Abb. 69 Inbetriebnahme der Maske und Aufsetzen des Atemventils

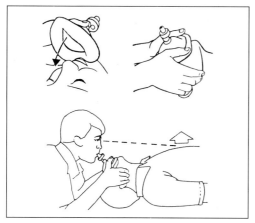

Abb. 70 Die praktische Anwendung mit Erfolgskontrolle (Abb. 69, 70: Laerdal Medical, München)

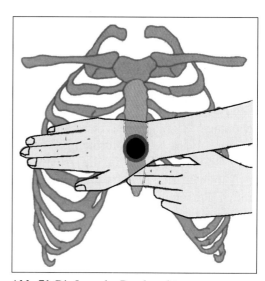

Abb. 71 Die Lage des Druckpunktes

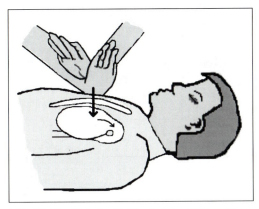

Abb. 72 Position des Helfers bei der äußeren Herzkompression

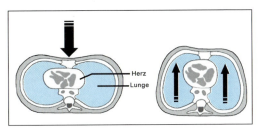

Abb. 73 Wirkung der Kompression auf das Herz

derholt sich mit jeder Kompression, sodass sich bei korrekter Durchführung ein notdürftiger Blutdruck im Kreislauf aufbauen kann.

wird ein Handballen angesetzt. Die zweite Hand liegt auf der so positionierten Hand, sodass der Druck beider Hände senkrecht auf die Brust des Patienten übertragen wird. Bei der jeweiligen Kompression wird nun der Brustkorb ca. 5 cm kräftig nach unten gedrückt.

Wirkungsweise der Herzkompression

Das Herz befindet sich zwischen Wirbelsäule und Brustbein. Durch die Kompression wird das Herz zusammengepresst und das darin befindliche Blut – durch die Herzklappen gesteuert – in die Arterien gefördert.

Bei der Entspannung und Ausdehnung in die Ursprungsform des Herzens füllt sich dieses wieder aus den Venen (Körpervene bzw. Lungenvene) mit Blut. Dieser Vorgang wie-

Einhelfermethode

Steht nur ein Helfer zur Verfügung, so müssen von diesem Atemspende und Herzkompression in stetem, möglichst unterbrechungsfreiem Wechsel angewendet werden. Hierbei wird ein Rhythmus von jeweils *2 Atemspenden – 15 Herzmassagen* eingehalten (Abb. 74). Nach fünf Zyklen wird kontrolliert, ob Herztätigkeit und Eigenatmung wieder eingesetzt haben.

Bei ausbleibendem Erfolg wird mit der Herz-Lungen-Wiederbelebung fortgefahren.

Zweihelfermethode

Bei der Zweihelfermethode übernimmt ein Helfer die Atemspende, der zweite die Herzmassage.

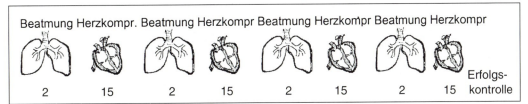

Beatmung	Herzkompr.	Beatmung	Herzkompr	Beatmung	Herzkompr	Beatmung	Herzkompr	
2	15	2	15	2	15	2	15	Erfolgskontrolle

Abb. 74 Intervalle bei der Einhelfermethode

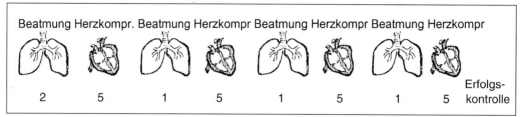

Beatmung	Herzkompr.	Beatmung	Herzkompr	Beatmung	Herzkompr	Beatmung	Herzkompr	
2	5	1	5	1	5	1	5	Erfolgs-kontrolle

Abb. 75 Intervalle bei der Zweihelfermethode

Durch den ersten Helfer wird der Patient zunächst *zweimal beatmet*, durch den zweiten wird *fünfmal die Herzmassage* (im Sekundentakt) durchgeführt. Danach wechseln jeweils eine Beatmung und fünf Herzmassagen (Abb. 75).

Bei ausbleibendem Erfolg wird mit der Herz-Lungen-Wiederbelebung fortgefahren.

Im Interesse einer optimalen Kräfteeinteilung der Helfer sollten bei der Zweihelfermethode die Funktionen von Zeit zu Zeit gewechselt werden.

Damit der Blutdruck des Patienten einigermaßen aufgebaut und erhalten werden kann, müssen die Beatmungen, die Herzmassagen und insbesondere die Funktionswechsel möglichst gleichmäßig und unterbrechungsfrei erfolgen.

Dauer der Herz-Lungen-Wiederbelebung

Die korrekt ausgeführte Herz-Lungen-Wiederbelebung ist äußerst anstrengend. Sofern mehrere Helfer im ständigen Wechsel zum Einsatz kommen können, sollte bereits frühzeitig im Interesse der Kräfteeinteilung von dieser Möglichkeit Gebrauch gemacht werden.

In Kursen stellt sich bei den Teilnehmern immer wieder die Frage, wie lange die Herz-Lungen-Wiederbelebung denn durchgeführt werden muss. Hierzu gilt ganz eindeutig:

– bis zum Erfolg der Maßnahme oder
– bis ein Arzt den Einsatz abbricht!

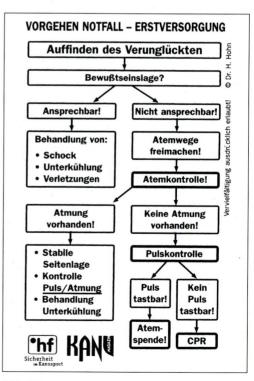

Abb. 76 Vorgehen im Notfall – Erstversorgung

Zusammenfassung

Die Durchführung einer Herz-Lungen-Wiederbelebung ist eine nicht alltägliche Tätigkeit. Für die meisten Menschen stellt sich diese Aufgabe in ihrem ganzen Leben nicht ein einziges Mal. Für bestimmte Gruppen besteht jedoch möglicherweise eine erhöhte Wahrscheinlichkeit oder zumindest eine erhöhte Verantwortung gegenüber den Gruppenmitgliedern.

Trainer, Übungsleiter oder Leiter von Freizeiten sollten sich dieser Verantwortung bewusst sein, in der Winterpause Erste-Hilfe-Kurse besuchen und die Herz-Lungen-Wiederbelebung unter Anleitung an einer Reanimationspuppe praktisch üben.

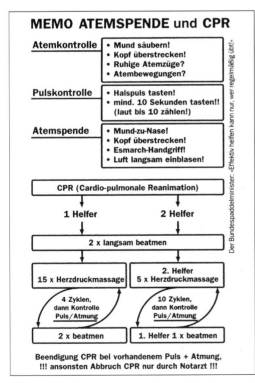

Abb. 77 Memo zur Atemspende und Herz-Lungen-Wiederbelebung (CPR)

Lagerung und Transport

Lagerung von Verletzten

Allgemeines

Bei der Versorgung von Notfallpatienten ist die sachgerechte Lagerung oft die Basis für den Gesamterfolg. Die Lagerung ist stets abhängig von der Art und Schwere der Verletzung oder Erkrankung der betroffenen Person.

Patienten, die bei Bewusstsein sind, nehmen sehr häufig von sich aus eine für sie gut verträgliche, der Verletzung angepasste Haltung ein. Man sollte es daher in diesen Fällen unterlassen, Zwang auf den Patienten auszuüben und ihn in eine bestimmte Lagerung zu „quälen".

Lagerung von Personen mit gestörtem Bewusstsein: stabile Seitenlage

Bewusstlose sind durch das Fehlen der Schutzreflexe ganz erheblich gefährdet. Sekrete, Erbrochenes oder Blut können bei ungünstiger Lagerung in die Luftröhre gelangen und schließlich zur Erstickung führen. Sofern es Art und Schwere der Verletzungen zulassen, sind Bewusstlose mit ausreichender Eigenatmung deshalb grundsätzlich in die stabile Seitenlage zu bringen.

In der stabilen Seitenlage können Blut und Erbrochenes abfließen, die Zunge und der Unterkiefer werden nach vorne verlagert und geben so einen optimalen Weg für die Atemluft frei.

Achtung: Bei vermuteter oder bestätigter Wirbelsäulenverletzung darf die stabile Seitenlage nicht angewendet werden.

Das Herstellen der stabilen Seitenlage aus der Rückenlage erfolgt in sechs Schritten:

1. Seitlich neben dem Bewusstlosen knien.

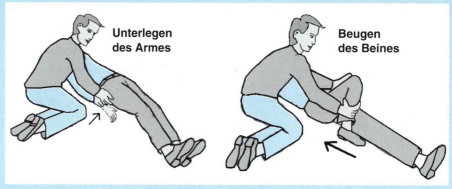

Unterlegen des Armes   Beugen des Beines

Pos. 2   Pos. 3

2. Einseitiges Anheben des Beckens auf der zugewandten Seite und Unterlegen des gleichseitigen, gestreckten Armes unter das Gesäß.

3. Das zugewandte Bein beugen und den Fuß neben dem Gesäß abstellen.

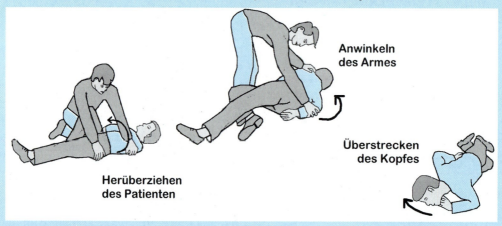

Anwinkeln des Armes

Überstrecken des Kopfes

Herüberziehen des Patienten

Pos. 4   Pos. 6   Pos. 5

4. Den Patienten an der helferabgewandten Seite an Schulter und Hüfte fassen und herüberziehen.

5. Den Kopf des Patienten nackenwärts überstrecken und die Hand des oberen Armes unter das Kinn legen.

6. Den unteren Arm unter dem Körper nach hinten holen und abwinkeln.

Patienten in dieser Lage müssen *unter ständiger Kontrolle* verbleiben. Es besteht immer die Gefahr, dass die Eigenatmung des Patienten aussetzt oder der Patient im unterbewussten Zustand seine Lage verändert.

Ganz allgemein gilt, dass die sachgemäße Lagerung von Kranken oder Verletzten sich oft positiv für den Schmerzzustand, das Ausmaß der Schädigung und den weiteren Verlauf der Genesung auswirkt.

Ansprechbare Patienten nehmen uns häufig die Entscheidung ab und wählen von sich aus die verträglichste Position für die jeweilige Verletzung. Bei Bewusstlosen müssen sich die Helfer bemühen, Art und Umfang der Verletzungen zu ermitteln und dann eine schonende Lagerung anzuwenden.

> Bei der Wahl der geeigneten Lagerung des Verletzten hat die Erhaltung oder Wiederherstellung der Vitalfunktionen immer den absoluten Vorrang.

Wenn dann letztendlich alles richtig gemacht worden ist, bleibt nur noch ein ganz wichtiger Teil der Behandlung übrig, und zwar Trost und persönliche Zuwendung. Diese sind nicht nur bei Kindern, sondern auch bei so genannten „bärenstarken Kerlen" eine Notwendigkeit, die meist sehr dankbar entgegengenommen wird.

Die Lagerungsarten bei den unterschiedlichen Verletzungen werden in den jeweiligen Kapiteln gesondert behandelt.

Transport von Verletzten

Transportvorbereitungen

Sobald die lebensrettenden Maßnahmen beendet sind und der oder die Patienten transportfähig sind, müssen die Vorbereitungen für den Transport getroffen werden. Der Transport kann für Kanuten im Gelände ein recht schwieriges Problem werden. Insbesondere beim Wildwassersport ist man oft fernab von jeglicher Verkehrsanbindung. Genaue Ortskenntnis oder die Mitnahme von Karten für die Ortsbestimmung ist eine wichtige Voraussetzung für die Alarmierung des Rettungsdienstes und ggf. der technischen Hilfe.

Bei Kursen und Gruppenurlauben ist es ratsam, dass sich Leiterinnen und Leiter diesbezüglich vorbereiten und möglichst auch ein Mobiltelefon zur Verfügung halten.

Alarmierung des Rettungsdienstes

Bei der Alarmierung des Rettungsdienstes ist die *5-W-Regel* (siehe Seite 50) eine wertvolle Hilfe. Bei Auslandsaufenthalten sollte nach Möglichkeit eine sprachkundige Person den Notruf übernehmen. Die Alarmierung kann in der Regel – sofern dafür Helfer zur Verfügung stehen – parallel zur Transportvorbereitung laufen.

Rettungsgriff nach Rautek

Zum Transport durch eine oder zwei Personen bietet sich – soweit die Verletzungen dieses zulassen – der Rettungsgriff nach *Rautek* an. Hierbei tritt ein Helfer hinter den Kopf der liegenden Person. Dann wird der

5-W-Regel bei der Alarmierung des Rettungsdienstes

Wo ist es geschehen?	Ort des Unfalles bzw. des möglichen Treffpunktes mit den Rettungseinheiten
Was ist geschehen?	Unfallhergang oder Notfallsituation
Wie viele Personen sind betroffen?	
Welcher Art sind die Verletzungen?	Zustand der Betroffenen (Bewusstsein, Atmung, Kreislauf, Verletzungen)
Warten auf Rückfragen!	evtl. Lotsenpunkt vereinbaren

Verletzte zunächst in eine sitzende Positiongebracht und der Rücken mit dem Unterschenkel des Helfers abgestützt. Der Helfer greift nun mit den Armen unter den Achseln des Verletzten hindurch und ergreift mit beiden Händen einen Unterarm des Verletzten. Hierbei sind eventuelle Verletzungen der Arme, des Schultergelenkes oder Schlüsselbeines zu berücksichtigen. Dann wird der Verletzte angehoben und rückwärts fortbewegt. Es sollte möglichst darauf geachtet werden, dass die Daumen des Helfers nicht um den Arm greifen und an der Brust des Verletzten als Druckstellen wirken.

Sofern ein zweiter Helfer zur Verfügung steht, kann dieser die Füße des Verletzten kreuzen, diese tragen und damit den Transport in Vorwärtsrichtung ermöglichen.

Es versteht sich von selbst, dass diese Transportart lediglich für kurze Wegstrecken geeignet ist. Wenn es dann nicht zu erwarten ist, dass der Rettungsdienst in angemessener Zeit vor Ort sein kann, müssen andere, aufwändigere Transportmöglichkeiten angegangen werden.

Transport von Verletzten mit Tragering durch zwei Helfer

Wenn zwei Helfer zur Verfügung stehen, sind mit einfachen Hilfsmitteln auch Transporte über größere Distanzen möglich.

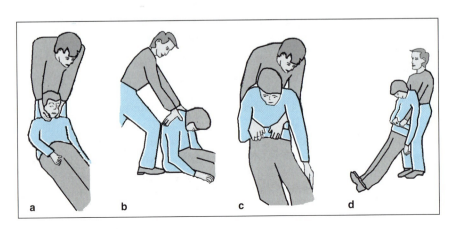

a   b   c   d

Abb. 78
Rettungsgriff
nach *Rautek*

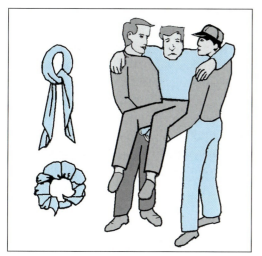

Abb. 79 Herstellung eines Trageringes und Einsatz beim Transport

Schultertragetechnik einer verletzten Person

Sofern die Verletzungen und die Verhältnismäßigkeiten (Gewicht, Größe und Kraft) zwischen Patient und Helfer es zulassen, kommt unter Umständen auch die Schultertragetechnik (Abb. 80) infrage. Diese erfordert vom Helfer relativ viel Kraft und Geschick. Die Vorbereitungen sind fast mit dem oben geschilderten Rautek-Griff identisch. Man nutzt für den Verletzten nach Möglichkeit eine erhöhte Sitzposition.

Aus einem Dreiecktuch wird ein Tragering (Abb. 79) gefertigt, den der eine Helfer mit der linken und der zweite Helfer mit der rechten Hand hält. Der Verletzte wird nun auf diese Schaukel gesetzt und beide Arme über die Schultern der Helfer gelegt. Mit ihren freien Armen bilden die Helfer eine Rückenstütze, die ein Abstürzen verhindert.

Transport mit einfachen Hilfsmitteln

Der Transport kann unter Umständen über recht große Entfernungen führen, sodass man mit den oben geschilderten Methoden nicht mehr zurechtkommt. Der Aufwand der Vorbereitungen nimmt dann erheblich zu. In diesen Fällen wird den Helfern oft eine Menge Improvisationsfähigkeit und handwerkliches Können abverlangt. Zunächst müssen folgende Punkte überdacht werden:

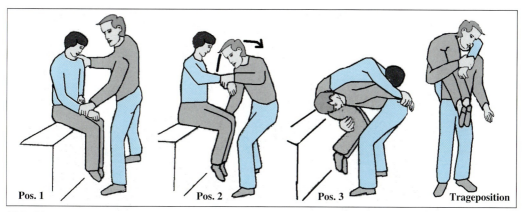

Pos. 1   Pos. 2   Pos. 3   Trageposition

Abb. 80 Vorgehen bei der Schultertragetechnik: Ein Arm des Verletzten wird erfasst und über die Schulter des Helfers geführt (Pos. 1 und 2). Anschließend wird die Schulter des Helfers in die Leistenbeuge des Verletzten gelegt und dessen Oberkörper mit dem zuvor erfassten Arm auf den Rücken des Helfers gezogen (Pos. 3). Danach richtet sich der Helfer auf und sichert mit einem Arm die Beine und den Arm des Verletzten (Trageposition). Nach Erreichen dieser Position ist der Transport relativ leicht zu bewerkstelligen.

1. Welche Transportlage ist für den Patienten erforderlich?
2. Welche Ausrüstungsteile können dazu hilfreich sein?
3. Was gibt die Umgebung an Hilfsmitteln her?

Beim sitzenden, aber gegebenenfalls auch beim liegenden Transport kann man mit Wurfleinen, Schwimmwesten, Paddeljacken, Neoprenkleidung und Paddeln schon viel an Transporterleichterung erzielen. Wenn die Umgebung noch ein paar Trageholme (Knüppel von Bäumen und Büschen) zur Verfügung stellt, kann eine Behelfstrage entstehen, die dann sogar einen Vierhelfer-Transport des Verletzten ermöglicht.

Spezieller Teil

Kopf und Hals

Anatomie und kanuspezifische Belastungen

Der verhältnismäßig schwere Kopf wird auf einem schmalen „Stängel" – Hals – festgehalten. Die sieben Halswirbelkörper ermöglichen eine große Beweglichkeit der Halswirbelsäule in allen drei Bewegungsebenen wie Vorneigung, Rückstreckung oder Drehung nach rechts oder links. Die Hauptstabilisierung erfolgt nicht über die zarten Wirbelkörper und deren Bänder und Bandscheiben, sondern durch die kräftige Halsmuskulatur, die in mehreren Schichten angeordnet ist. Die Halsmuskulatur ist nicht nur ein guter Garant gegen eventuelle Verletzungen, sondern auch ein natürlicher Schutz gegen Überlastung der Bandscheiben und der Bänder der Halswirbelsäule. Die Halswirbelsäule wird bei Ausübung des Kanusports im Allgemeinen nur gering durch Schulter- und Kopfbewegungen in Anspruch genommen. Demgegenüber werden die Halswirbelsäule und die Muskulatur jedoch beim Eskimotieren aktiv auf das Äußerste belastet (Abb. 82).

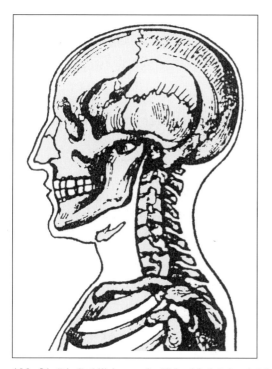

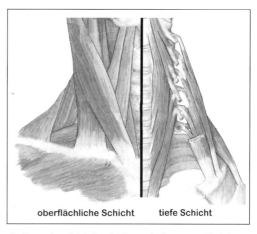

oberflächliche Schicht   tiefe Schicht

Abb. 81 Die Stabilisierung der Halswirbelsäule wird durch die mehrschichtige Halsmuskulatur gewährleistet, die gleichzeitig eine Beweglichkeit des Kopfes in allen Ebenen ermöglicht.

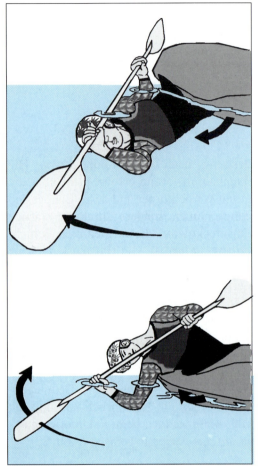

Abb. 82 In allen Phasen des Eskimotierens wird die Halswirbelsäule maximal aktiv und passiv beansprucht. Die korrekte Drehung und Neigung des Kopfes ist die Voraussetzung für eine Erfolg versprechende Eskimorolle.

Ursachen der Überlastung und Verletzung

Schiefhals

Ein Schiefhals entsteht ohne äußere Gewalteinwirkung durch Ausrenkung eines kleinen Halswirbelgelenkes und verur-

sacht eine schmerzhafte Verspannung der Halsmuskulatur mit Blockierung der Halswirbelsäule in einer Schrägposition. Ein spontanes Einrenken, auch durch fremde Hilfe, ist meist erfolglos. Eine Halskrause zur Entspannung der Muskulatur und Schmerzmittel sind vor Ort zu verabreichen. In einer nahe gelegenen orthopädischen oder chirurgischen Praxis soll sich der Kanute bald melden. Ein weiteres Paddeln ist nicht zu empfehlen.

Zerrungen der Hals- und Nackenmuskulatur

Zerrungen der Hals- und Nackenmuskulatur können durch ungewollte, überzogene Bewegungen, aber am häufigsten durch die äußere Gewalteinwirkung bei übermäßiger Verdrehung des Kopfes oder Verkippung des Halses entstehen, z.B. beim Flussbettkontakt.

Verletzungen der Halswirbelsäule

Die häufigsten Verletzungen des Kopfes und der Halswirbelsäule entstehen durch Kenterung mit Flussgrundkontakt. Dabei wird – wie bei einer Schleuderverletzung im Auto – der Oberkörper stromabwärts geschoben, während der Kopf durch einen Stein abgebremst und der Hals maximal nach hinten abgeknickt wird (Abb. 83).

Eine Stirnplatzwunde durch den Helmrand bei einer Kenterung oder bei Steinaufschlag wird mit Hilfe eines Steristrips verschlossen (siehe Abb. 49).

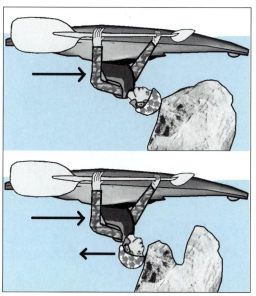

Abb. 83 Abknicken des Kopfes bei Kenterung mit Flussbettkontakt

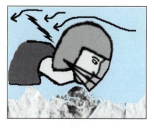

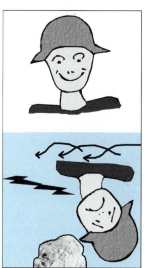

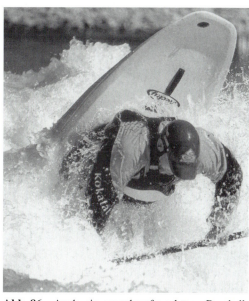

Abb. 86 Auch ein zweckentfremdeter „Baseball-Helm" ist für den Kanusport nicht zu empfehlen. Durch den verlängerten Hebel des starren Schildes kann es bei einer eventuellen Grund- oder Steinberührung zur gefährlichen Abknickung der Halswirbelsäule kommen. (Foto von *Paul Willecourt* mit freundlicher Genehmigung des La Ola Verlages)

Abb. 84 und 85 Durch einen verlängerten Hebelarm, wie z.B. bei Gesichtsschutz des Helmes oder bei seitlich verbreiterten modischen Helmen (alter Wehrmachtshelm), ist bei eventuellem Grundkontakt nach einer Kenterung mit stärkerem Verknicken des Halses und dadurch größerer Verletzung zu rechnen. Bei locker sitzendem Helm sind Platzwunden vom Rand des Helmes keine Seltenheit.

Erkennen und Beurteilung

Anzeichen einer Verletzung der Halswirbelsäule

- Nackenschmerzen und Verspannungen
- Bewegungsschmerzen des Halses und Kopfes
- Schluckbeschwerden
- Schwellung des Halses
- Taubheitsgefühl in den Fingern
- Lähmung der Extremitäten
- Atem- und Herzstillstand

Diese Anzeichen können auch nach einem schmerzfreien Intervall auftreten. Je kürzer das schmerzfreie Intervall, desto stärker ist die Verletzung.

Verhalten und Hilfeleistung vor Ort

Eine sorgfältige Beurteilung der Situation und des Ausmaßes der Verletzung ist entscheidend für die Hilfeleistung vor Ort. Bei leichteren Verletzungen wie z.B. beim Schiefhals, bei Zerrung der Muskulatur oder leichter Zerrung der Halswirbelsäule reicht eine Halskrause zur Entspannung der Muskulatur und zur Vorbeugung gegen schmerzhafte Bewegungen der Halswirbelsäule in Kombination mit einem Schmerzmittel aus (vgl. Kapitel „Knochenbruch und Immobilisation").

Bei jedem geringen Verdacht auf Verletzung des Halses oder der Halswirbelsäule sollte ein Arzt im nächsten Ort konsultiert werden, der die weiteren diagnostischen und therapeutischen Maßnahmen einleitet.

Auch bei leichteren Verletzungen der Halswirbelsäule wird empfohlen, nicht weiter zu paddeln, sofern es die Situation zulässt, einigermaßen vom Fluss bis zur Straße zu kommen.

Nur in absoluten Ausnahmesituationen (unpassierbares Gelände o.Ä.) muss der Verletzte *in Begleitung* flussabwärts transportiert werden, bis ein Zugang zur Straße bzw. einem Verkehrsmittel gegeben ist.

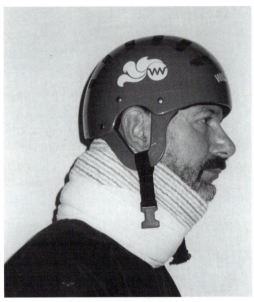

Abb. 87 Behelfsmäßige Halskrause aus einem aufgewickelten Handtuch

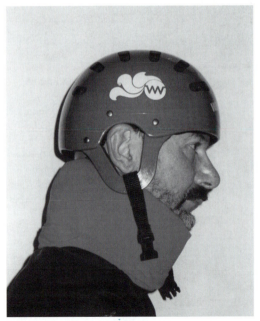

Abb. 88 Sofern kein Handtuch zur Verfügung steht, kann eine Paddeljacke in ähnlicher Form verwendet und ein gleicher stabilisierender Effekt erzielt werden.

Für den Zeitraum des Transportes sollte dem Verletzten mit einer Halsmanschette eine gewisse Sicherheit und Stütze gegeben werden. Als Behelfslösung bietet ein Handtuch, das zwischen Kopf und Schulter gewickelt und befestigt wird, eine wertvolle Sicherheit und Entlastung für die Halswirbelsäule (Abb. 87). Hierzu wird das Tuch in Längsrichtung auf eine Breite von 12 bis 15 cm gefaltet und relativ fest um dem Hals geschlagen.

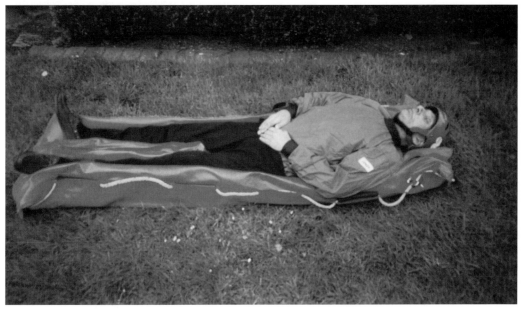

Abb. 89 Wesentlich sicherer ist allerdings der Transport auf einer Vakuummatratze durch den professionellen Rettungsdienst.

Schulter

Anatomie und kanuspezifische Belastungen

Der Kanusport ist eine Sportart, in der die Kraft der Arme und des gesamten Oberkörpers gefordert wird. Die Schulter ist das Schlüsselgelenk einer Armbewegung. Eigentlich ist das Schultergelenk ein Kombinationsgelenk zwischen einem kugelartigen Gelenk des Oberarmkopfes und der Schulterblattpfanne (Glenoidalgelenk) mit zusätzlicher Beweglichkeit des gesamten Schulterblattes, was durch die kleinen Gelenke des Schlüsselbeines zum Schulterblatt und zum Brustbein ermöglicht wird (Abb. 90).

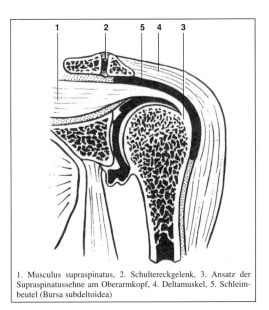

1. Musculus supraspinatus, 2. Schultereckgelenk, 3. Ansatz der Supraspinatussehne am Oberarmkopf, 4. Deltamuskel, 5. Schleimbeutel (Bursa subdeltoidea)

Abb. 91 Die kugelartige Gelenkfläche des Oberarmkopfes stützt sich auf eine kleine Fläche der Schulterblattpfanne und wird ausschließlich durch die Bänder und die umliegende kräftige Schultermuskulatur stabilisiert.

Ursachen der Überlastung und Verletzung

Die Überlastung und Verletzung des Schultergelenkes entsteht einerseits bei unerwarteten und unkontrollierten Bewegungen, andererseits bei äußerer Gewalteinwirkung. Dabei wirkt das Paddel als verlängerter Hebelarm und überträgt verstärkt die Kraft des

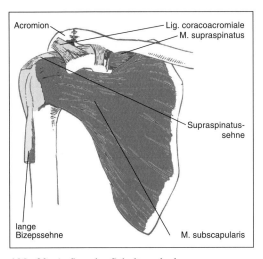

Abb. 90 Aufbau des Schultergelenkes

Wasserwiderstandes oder des Grundkontaktes auf das Schultergelenk. Die reflektorisch bis aufs äußerste angespannte und gedehnte Muskulatur kann je nach Ausmaß und Länge der Gewalteinwirkung Verletzungen erleiden.

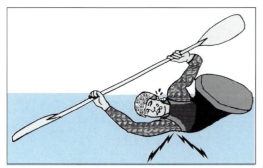

Abb. 92 Auch die wiederholten, kurzfristigen Überlastungen, die oft ohne eine wahrgenommene Verletzung verlaufen, können – insbesondere bei älteren Kanuten – zum Verschleiß der Sehnenansätze führen und später Beschwerden verursachen.

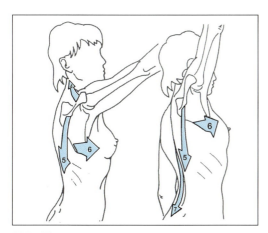

Abb. 93 Das Schulterdach wird von den Schulterblatthöckern und dem Ligamentum coracoacromiale geformt und begrenzt die Abspreizbewegungen des Schulterkugelgelenkes, sodass bei weiterem Anheben des Armes über die Horizontale hinaus das gesamte Schulterblatt unter Einbeziehung der Rückenmuskulatur hochgehoben wird. Diese Mitbewegung des Schulterblattes ist durch die Aktivierung der kleinen Schultergelenke zwischen Schulterblatt und Schlüsselbein sowie Schlüsselbein und Brustbein möglich.

Zusätzlich kann die falsche Paddeltechnik zu folgenschweren Überlastungen führen.

Bei jeder forcierten Stützbewegung, um einem etwaigen Kentern vorzubeugen, wird bei über dem Kopf positionierten, ausgestreckten Armen eine maximale Belastung der Schultermuskulatur, der Sehne und des Kapselbandapparates zustande kommen. Das Ausmaß dieser Belastung kann Schädigungen von einer leichteren Zerrung bis hin zu Zerreißungen der Sehnen hervorrufen oder sogar eine Auskugelung des Schultergelenkes verursachen (Abb. 99–102).

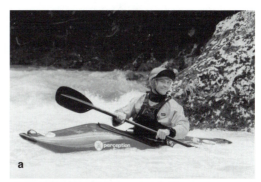

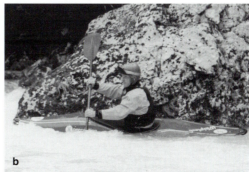

Abb. 94 Bei flachem Grundschlag oder flacher Stütze wird nur das Glenoidalgelenk (Kugelgelenk) beansprucht (a). Bei steilem Grundschlag, hoher Stütze oder Ziehschlag werden der gesamte Schultergürtel und beide Komponenten des Schultergelenkes stark beansprucht. Dabei werden die gesamte Muskulatur der Schulter und ein Teil der Rücken- und Rumpfmuskulatur aktiviert (b).

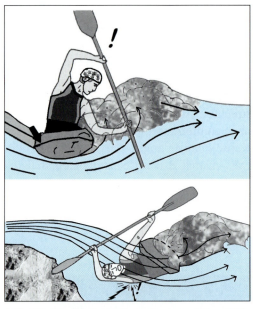

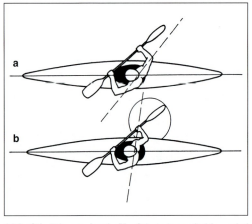

Abb. 95 Die falsche Haltung der Arme beim „Walzenreiten" in Kombination mit fehlerhaftem Ankanten hat zur Folge, dass bei der Kenterung enorme Kräfte auf das Schultergelenk einwirken, die oft schwere Verletzungen provozieren.

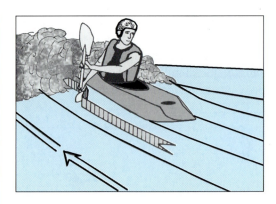

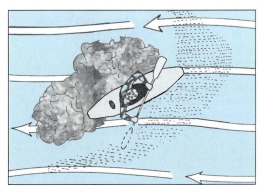

Abb. 97 und 98 Die oben genannten Regeln sollen auch bei Playboating beachtet werden, wie zum Beispiel während des Heckruderns beim Surfen, wobei der Sportler durch starke Drehung des Oberkörpers das Heckruderblatt vor der imaginären Verbindungslinie beider Schultern hält und so einer Überstreckung der Schulter vorbeugt.

Ob beim Grund-/Ziehschlag oder Heckruder: Das Paddelblatt sollte nie hinter der imaginären Verbindungslinie der beiden Schultergelenke zu liegen kommen (Abb. 96).

Erkennen und Beurteilung

Leitsymptom (Zeichen) einer Überlastung oder Verletzung ist der Schulterschmerz. Wenn die Schmerzen akut nach einem Unfallereignis auftreten und gleichzeitig von ei-

Abb. 96 Die maximale Kraft bei einem Schlag wird nicht aus den Armen allein, sondern in Kombination mit einer Drehung des Oberkörpers erzeugt (a).
Bei unzureichender Drehung des Oberkörpers ist nicht nur die Effektivität des Paddelschlages gemindert, sondern es kann auch durch wiederholte Überstreckung des Schultergelenkes eine Überlastung der Muskulatur und der Bänder entstehen (b).

ner Deformierung der Schulterform und sehr schmerzhafter Bewegungseinschränkung begleitet sind, muss man von einer Auskugelung des Schultergelenkes ausgehen.

Wenn die Schmerzen nach einem Unfall bei noch erhaltener Teilfunktion der Schulter auftreten, meist nur bei bestimmter Bewegung wie Anheben des Armes entstehen und sich über Tage und Wochen nicht spontan bessern, muss man an einen Anriss oder eine Zerreißung des Muskel- oder Sehnenansatzes denken.

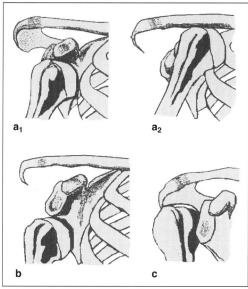

Abb. 99 Bei einer Auskugelung reißt die Gelenkkapsel und der Oberarmkopf befindet sich außerhalb des Gelenkes. Je nach Lage des Oberarmkopfes unterscheidet man zwischen verschiedenen Formen der Auskugelung:
a) vordere (a_1) und hohe vordere (a_2),
b) untere oder
c) hintere Auskugelung.

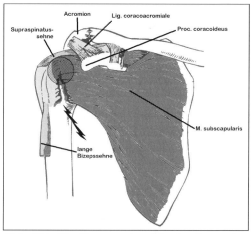

Abb. 101 Ein 70-prozentiger Riss der Supraspinatussehne (Ruptur der Rotatorenmanschette) wird von einem Schmerz bei Anhebung des Armes über die Horizontale begleitet.

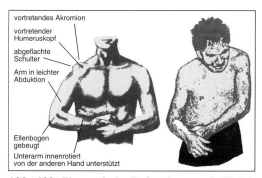

Abb. 100 Eine typische Deformierung mit Eindellung der Schulter und eine Schonhaltung lassen auf eine schwere Verletzung (Auskugelung) schließen.

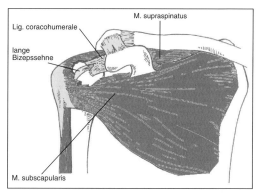

Abb. 102 Einriss des Ansatzes des Subscapularismuskels mit Schmerz bei Abspreizen und Außenrotation des Armes. Diese Verletzung wird ohne computertomografische Untersuchung oft unerkannt bleiben und daher manchmal falsch behandelt.

Verhalten und Hilfeleistung vor Ort

Um einer Schulterüberlastung oder -verlet-
zung vorzubeugen, sind exakte Technik und
eine realistische Einschätzung der eigenen
Fähigkeiten und Belastbarkeit erforderlich.

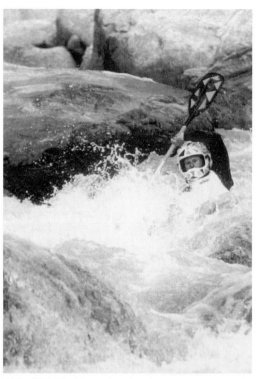

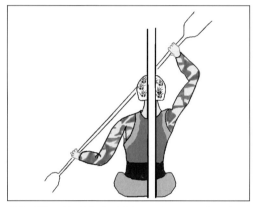

Abb. 103 Die falsche Haltung des Paddels bei hohem Grundschlag, hoher Stütze oder Ziehschlag er-
höht die Gefahr, sich in einer unerwarteten Situation
eine Schulterverletzung sowohl des Aktionsarmes als
auch des Gegenarmes zuzuziehen.
Fehler: Rechter Arm über dem Kopf mit starker Außenrotation des Armes in der Schulter, rechter Ellenbogen zu wenig gebeugt, linker Arm in einer starken
Außenrotation, linker Ellenbogen zu stark gestreckt.

Abb. 105 Ein hinter dem Kopf angehobener Arm in
maximaler Streckposition bietet in Extremsituationen
bei einem eventuellen Schlag auf das Paddelblatt die
höchste Wahrscheinlichkeit, sich eine Schulteraus-
renkung zuzuziehen.

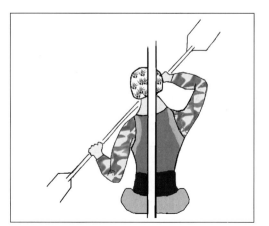

Abb. 104 Korrekte Haltung des Paddels. Die rechte
Hand befindet sich in Augenhöhe. Dadurch verhindert der Kopf die starke, für die Schulterverletzung
gefährliche Außenrotation. Der bei 90° gebeugte Ellenbogen ermöglicht eine Abmilderung der äußeren
Gewalteinwirkung.
Der linke Arm wird bei hängendem Arm nicht stärker als 50° zur Oberkörperquerachse nach außen ro-
tiert (Verbindungslinie beider Schultern). Der linke
Ellenbogen verbleibt in schützender Beugestellung
von 90 bis 100°.

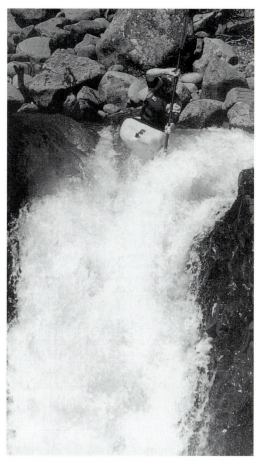

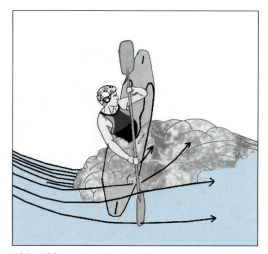

Abb. 108 Auch bei einer Pirouette wird eine Hand vor das Gesicht und die andere vor dem Körper gehalten. Gerade beim Playboating muss man mit einer unerwarteten und unkontrollierbaren Situation rechnen, in der bei überstreckt positionierter Schulter die Verletzungsgefahr immens groß ist.

Abb. 106 Eine exakte Paddeltechnik bietet die beste Vorbeugung gegen Unfälle, insbesondere in Extremsituationen.

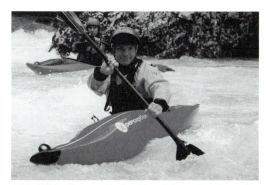

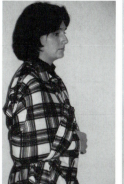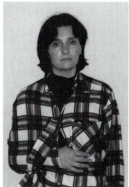

Abb. 109 Die einfachste Ruhigstellung bei Verletzung des Schultergelenkes kann auch ohne weitere Hilfsmittel mit Hilfe des Hemdes oder der Paddeljacke erfolgen. Der leere Ärmel des Kleidungsstückes wird am Rücken entlang des Oberarmes geführt und nach vorne um den Ellenbogen mit einer Sicherheitsnadel oder mit einem Knoten befestigt.

Abb. 107 Der englische Kanulehrer *Jon Steer* demonstriert die korrekte Körper- und Armhaltung beim Ziehschlag.

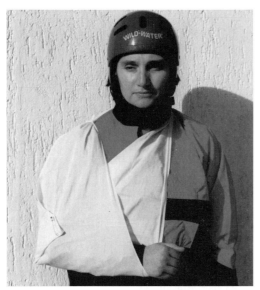

Abb. 110 Vor einer Einrenkung des ausgekugelten Schultergelenkes durch einen medizinischen Laien wird ausdrücklich gewarnt. Die Variationsbreite der Ausrenkungen (siehe Abb. 99) erfordert eine jeweils angepasste Repositionstechnik. Durch einen falschen oder erfolglosen Einrenkungsversuch kann mehr Schaden angerichtet werden, als durch den Unfall entstanden ist. Eine Ruhigstellung des Armes mit dem Dreiecktuch und die Gabe eines Schmerzmittels lindern die Schmerzen und ermöglichen einen Transport zum nächstgelegenen Arzt oder Krankenhaus.

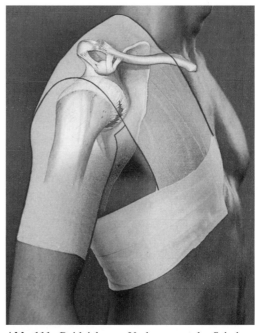

Abb. 111 Bei leichteren Verletzungen der Schulter, wie z.B. Zerrungen, kann durch einen funktionellen Tapeverband vor Ort Abhilfe geschaffen werden, sodass der Kanute selbst bis zu einer guten Ausbootstelle weiterpaddeln kann (aus *Montag* und *Asmussen* 1998, 43).

Handgelenk, Unterarm und Ellenbogen

Anatomie und kanuspezifische Belastungen

Hände, Handgelenk, Unterarm und Ellenbogen sind funktionell unzertrennlich miteinander verbunden und wirken bei Ausübung des Kanusports zusammen. Die Muskulatur des Beugers und Streckers der Finger und Handgelenke befindet sich im Unterarmbereich und ist am äußeren (Strecker) oder inneren (Beuger) Ellenbogenknorren befestigt.

Beim Kanusport ist das Handgelenk mit Sehnen und Unterarmmuskulatur nach der Schulter die meistbeanspruchte Region. Durch Drehen und Halten des Paddels wird insbesondere die Drehhand stark belastet. Diese Belastungen sind je nach Art des Kanusports, befahrenen Gewässern sowie Form und Länge des Paddels verschieden.

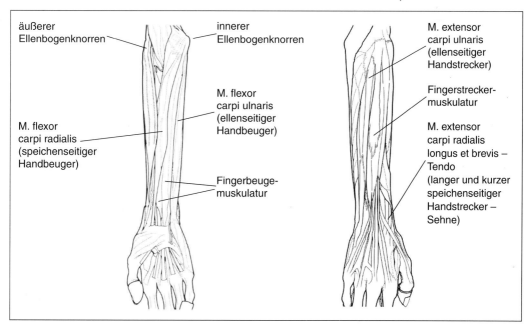

Abb. 112 Die Unterarmmuskulatur überträgt ihre Kraft über die Sehnen an das Handgelenk und die Finger und ermöglicht so die Beugung und Streckung der Finger und des Handgelenkes.

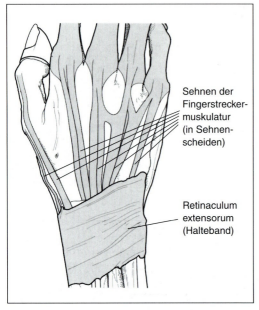

Sehnen der
Fingerstrecker-
muskulatur
(in Sehnen-
scheiden)

Retinaculum
extensorum
(Halteband)

Abb. 113 Im Bereich des Handgelenkes verlaufen die Sehnen unterhalb der Querbänder, um mehr Kraft und Bewegungshub zu erzielen. Gegen zu starke Reibung sind die Sehnen in dieser Region mit schleimgefüllten Sehnenscheiden umhüllt.

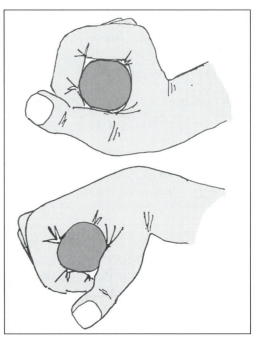

Abb. 115 Der einheitliche Durchmesser des runden Paddelschaftes bewirkt beim Festhalten des Paddels auch maximale Spannung der Sehnen, die sich bei Bewegungen noch verstärkt.

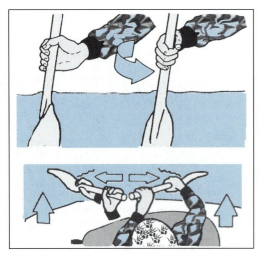

Abb. 114 Beim Ziehschlag oder Wriggen wird das Handgelenk in maximaler Streck- und Beugestellung gehalten. Dadurch entsteht ein starker Zug auf die Strecksehnen bei Beugung und auf die Beugesehnen bei Streckung, was sich über die Unterarmmuskulatur bis zur Knochenhaut der Ellenbogenknorren überträgt.

Ursachen der Überlastung und Verletzung

Zu starkes Arbeiten mit dem Handgelenk und zu kraftvolle Beanspruchung der Unterarmmuskulatur infolge Unerfahrenheit, falscher Technik, unpassenden Paddeln (z.B. Griffdicke, Schwere und Länge) oder übermäßigem Training können zur *Sehnenscheidenentzündung* (Tendovaginitis) an dem Beuger und Strecker im Handgelenkbereich führen.

Zu starke Beanspruchung der Muskulatur kann an den Muskelansatzstellen am inneren (Beuger) oder äußeren (Strecker) Höcker des Ellenbogens schmerzhafte Knochenhautentzündungen verursachen.

Erkennen und Beurteilung

Die Überlastungsprobleme entstehen selten sofort während einer Paddeltour, meistens treten sie später oder am Tag danach auf. Schmerzhafte Beugung der Finger und des Handgelenkes, verbunden mit Schwellungen entlang der betroffenen Sehnen, ist erstes Anzeichen einer *Sehnenscheidenentzündung*.

Schmerzen an dem äußeren Höcker des Ellenbogens, verbunden mit schmerzhafter Beugung der Finger und des Handgelenkes (Dehneffekt) sowie Druckempfindlichkeit an dem äußeren Ellenbogenhöcker, können erste Hinweise auf das Vorliegen eines „Tennisellenbogens" (Epicondylitis lateralis) geben. Das Gleiche kann bei Überforderung der Beuger zu Schmerzen an dem inneren Ellenbogenhöcker beim so genannten „Golferellenbogen" (Epicondylitis medialis) führen, der mit lokalen Schmerzen sowie schmerzhafter Streckung der Finger und des Handgelenkes verbunden ist.

Bei der Benutzung von Handschuhen als Kälteschutz kann es durch den Widerstand des Materials zu einer zusätzlichen Kraftan

forderung an die Unterarmmuskulatur kommen. Aus diesem Grunde sind „schlaffe" oder nicht formstabile Handschuhe einem vorgeformten vorzuziehen. Diese Probleme werden mehr bei Langdistanzwanderern oder Seekajakfahrern als bei einem Wildwasserpaddler eine Rolle spielen.

Verhalten und Hilfeleistung vor Ort

Übermäßige Spannung der Streck- und Beugesehnen kann einerseits durch einen elliptisch geformten Paddelschaft vermieden werden, der die „Arbeitshand" entlastet. Andererseits kann eine individuell angepasste Schaftdicke die Spannkraft der Sehne um bis zu 20 Prozent mindern, ohne Krafteinbußen beim Paddeln in Kauf nehmen zu müssen. Durch den elliptischen Paddelschaft wird außerdem das Paddel immer in der richtigen Position gehalten, was auch in unerwarteten Situationen einer Kenterung vorbeugen kann.

Da die Sehnenscheidenentzündungen oder Schmerzen an der Knochenhaut des Ellenbogens selten während einer Paddeltour entstehen und sich meist erst im Abschluss an eine Tour oder am Tag danach äußern,

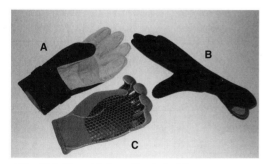

Abb. 116 Verschiedene Handschuhformen:
A schlaffer Handschuh
B formfester Handschuh in Streckstellung
C vorgeformter Handschuh in Beugestellung

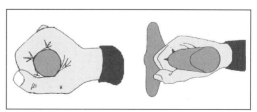

Abb. 117 Der elliptische Paddelschaft entlastet die „Arbeitshand" und gibt die richtige Haltung des Paddels vor.

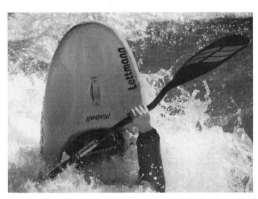

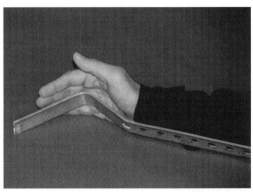

Abb. 118 Als weitere vorbeugende Maßnahme bei anfälligeren Kanuten ist die Benutzung eines Ergopaddels statt des normalen Paddels zu empfehlen. Durch das Ergopaddel werden die Bewegungen des Handgelenkes verringert und die Belastung der Unterarmmuskulatur minimiert.

Abb. 119 Bei ernsthaften Verletzungen des Handgelenkes oder der Finger kann aus der Aluminium-Stemmbretthalterung des Kajaks eine beliebig modellierbare Ruhigstellungsschiene vor Ort angefertigt werden.

hat man die Möglichkeit folgerichtig zu reagieren. Kühlende Salben und Umschläge lindern die Beschwerden, Bandagen oder sogar Ruhigstellung beugen einer weiteren Beanspruchung vor. Für einige Tage sollte unbedingt auf sportliche Betätigung verzichtet werden. Weiteres Paddeln gegen die eigene Biologie kann dem Kanuten nur eine wesentlich längere Ausfallzeit bescheren. Eine sportliche Karenz sowie gelenkabschwellende Maßnahmen durch Kühlen und Bewegungseinschränkung bringen meist eine spontane Heilung innerhalb der nächsten Tage. Sollte es während einer längeren Tour zu dieser Art der Überlastung kommen, wird kaltes Wasser für eine Linderung sorgen und eine Bandage hilfreich sein.

Hand und Finger

Anatomie und kanuspezifische Belastungen

Die Anatomie der Hand und Finger ist gekennzeichnet durch eine Anfälligkeit der Haut ohne Unterhautfettpolster sowie kleingliedrige Knochen und Gelenke ohne Weichteilschutz.

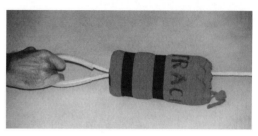

Abb. 120 Die einfache Handschlaufe des Wurfsackes kann im Notfall eine erhebliche Quetschung der Hand und Finger bewirken und sogar zur Ausrenkung der Fingergelenke führen. Hierdurch kann möglicherweise die gesamte Rettungsaktion scheitern.

Ursachen der Überlastung und Verletzung

Die Hand ist der exponierteste Körperteil. Dadurch ist sie im Kanusport allerlei verschiedenen Verletzungen ausgesetzt. Abschürfungen durch Kontakt mit Fels und Steinen, Quetschungen zwischen Fels, Boot und Paddel sind Bagatellverletzungen, die jede Paddeltour begleiten.

Bei stärkerer Gewalteinwirkung können auch schmerzhafte Prellungen oder lang andauernde Beschwerden der Fingergelenke bis hin zu Knochenbrüchen entstehen. Solche Verletzungen gehören Gott sei Dank zur Seltenheit, die leichteren jedoch zum Alltag der Paddler.

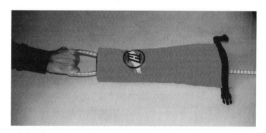

Abb. 121 Der Koffergriff des Wurfsackes trägt entscheidend zur Vorbeugung gegen Handverletzungen während einer Hilfsaktion bei.

Erkennen und Beurteilung

Quetschungen und Schwellungen der Finger und Fingergelenke, Blasenbildung durch Scheuerverletzungen sowie Abschürfwunden sind für jeden ohne weitere Beschreibung erkennbar.

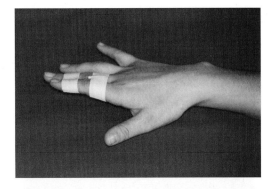

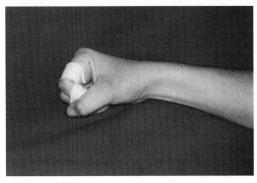

Abb. 122 Bei Stauchungen und Verrenkungen der Fingergelenke wird eine funktionelle Schienung an den benachbarten Finger durchgeführt. Hierdurch bleibt eine weitere Beweglichkeit erhalten, ohne dass dieGefahr einer neuen Verletzung besteht. Es kann damit sogar weitergepaddelt werden.

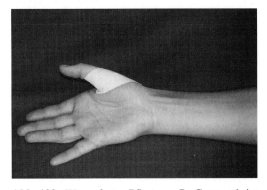

Abb. 123 Wasserfestes Pflaster, z.B. Compeed, ist die beste Möglichkeit zur Vorbeugung und Behandlung von Scheuerstellen an den Händen und Fingern. Um dem Aufrollen der Pflasterränder während des Paddelns vorzubeugen, sollten die Ränder zusätzlich getaped werden.

Verhalten und Hilfeleistung vor Ort

Tapeverband oder wasserfestes Pflaster (z.B. Compeed oder Hansafoot) an den belasteten Stellen sind die beste Vorbeugung, aber auch die Behandlung von oberflächlichen *Hautverletzungen* oder *Druckblasenbildung*.

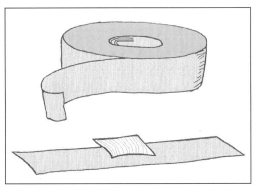

Abb. 124 Beim Tapen einer Scheuerhautverletzung soll die Klebeseite des Tapes nicht an die Verletzungsstelle kommen, sondern diese Stelle bleibt mit einem umgekehrt angeklebtem Stück vom Tapeverband ausgespart.

Lendenwirbelsäule und Becken

Anatomie und kanuspezifische Belastungen

Während die Brustwirbelsäule nur minimale Beugung und Streckung erlaubt und überwiegend eine Drehbeweglichkeit des Oberkörpers ermöglicht, ist die Lendenwirbelsäule mit ihren fünf massiven Wirbelkörpern nur auf die Beugung und Streckung ohne Drehmöglichkeit ausgerichtet. Der fünfte Lendenwirbelkörper ist weniger beweglich über das Kreuzbein mit dem Beckenskelett verbunden. Die maximale Verkippung des Beckens nach hinten beim Sitzen im Kajak bewirkt die Aufhebung der normalen Lordosierung der Lendenwirbelsäule (Hohlkreuz). Dadurch werden die vorderen Teile der Lendenwirbelkörper stärker belastet (Abb. 128).

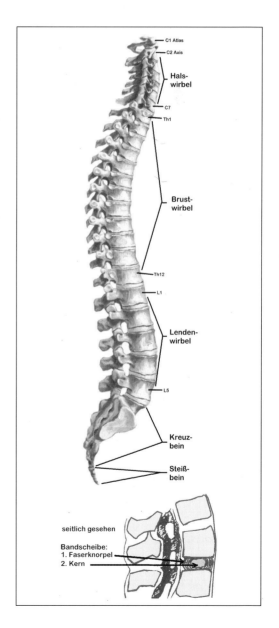

Abb. 125
Bei aufrechtem Stand hat die Wirbelsäule von der Seite gesehen drei bogenförmige Verkrümmungen mit Konvexität nach vorn (Lordose) im Hals- und Lendenbereich und Konvexität nach hinten der Brustwirbelsäule (Kyphose). Von hinten gesehen steht die Wirbelsäule lotrecht und gerade.

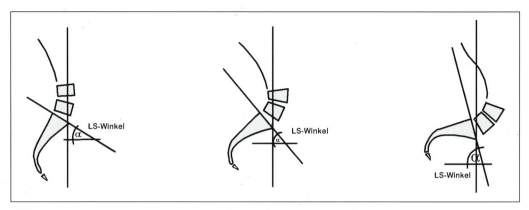

Abb. 126   Die Verbindung zwischen beweglicher Lendenwirbelsäule und starrem Kreuzbein (lumbosakraler Übergang) ist individuell angelegt. Die Kanuten mit einem größeren Lumbosakralwinkel (LSA) (Hohlkreuz) neigen eher zu Kreuzbeschwerden als diejenigen mit einem kleineren Winkel.

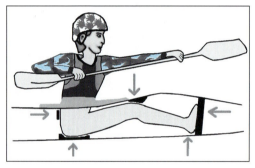

Abb. 127

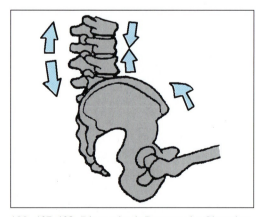

Abb. 127–128   Die maximale Beugung des Oberschenkels beim Sitzen im Kajak bewirkt eine Verkippung des Beckens nach hinten mit Aufhebung des normalen Hohlkreuzes. Dadurch werden die vorderen Anteile der Bandscheiben der Lendenwirbelkörper stärker belastet.

Ursachen der Überlastung und Verletzung

Die maximale Beugung des Oberschenkels beim Sitzen im Kajak bewirkt eine Verkippung des Beckens nach hinten mit Aufhebung des normalen Hohlkreuzes. Dadurch werden die vorderen Anteile der Bandscheiben der Lendenwirbelkörper stärker belastet. Diese ungünstige Zwangshaltung kann gelegentlich zu Kreuzbeschwerden mit Ausstrahlung in die Beine und Taubheitsgefühl in den Beinen führen.

Erkennen und Beurteilung

Schmerz in der Wirbelsäule mit Ausstrahlung in die Beine ist das Leitmerkmal einer
Überlastung oder Verletzung der Wirbelsäule. Die Verletzungen der Wirbelsäule
oder der Bandscheiben können von leichten Kreuzschmerzen mit Verspannung der
Lendenmuskulatur sowie ausstrahlenden
Schmerzen in die Beine – wie bei einem
Hexenschuss – bis hin zu Taubheitsgefüh-
len in den Beinen und eventueller Lähmung beider Beine führen. Sollten stärkere
Symptome und Bewegungseinschränkung
der unteren Extremitäten vorliegen, muss
man mit schwerergradigen Verletzungen
der Wirbelsäule rechnen.

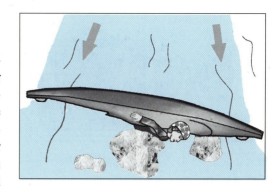

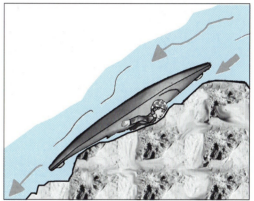

Abb. 130 Durch den hinteren Rand der Bootsluke
wird bei Verklemmungen zwischen Felsblöcken oder
bei Kenterung im flachen Wasser die Wirbelsäule
maximal nach hinten verkantet, was ebenfalls Verletzungen der Wirbelsäule verursachen kann.

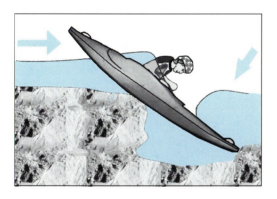

Verhalten und Hilfeleistung vor Ort

Die erste Hilfe vor Ort besteht darin, zuerst
den Verletzten aus der misslichen Lage zu
befreien und am Ufer – eventuell mit abge-
stützter Lendenwirbelsäule – flach hinzu-
legen (Abb. 131). Dabei sollten reichlich
Schmerzmittel verabreicht werden. Einer
Unterkühlung des Verletzten soll vorge-
beugt werden.

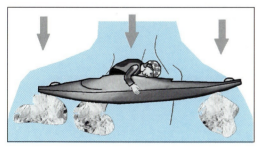

Abb. 129 Bei Klemm- und Steckunfällen wird durch
Druck des Wasserstromes der Oberkörper taschen-
messerförmig nach vorn geknickt, was zu ernsthaften
Verletzungen der Wirbelsäule führen kann.

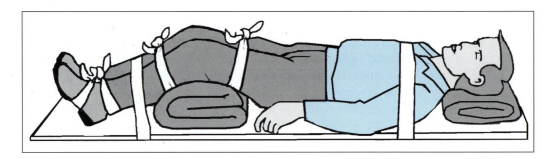

Abb. 131 Diese Art der Lagerung ist im Gelände zwar nicht immer möglich, sollte jedoch in der Improvisation angestrebt werden.

Kniegelenk

Anatomie und kanuspezifische Belastungen

Das Kniegelenk imponiert wie ein Scharniergelenk, was Streckung und Beugung ermöglicht. Zur Abmilderung zwischen Unterschenkelrauigkeit und Oberschenkelmuskulatur ist die Kniescheibe mit dem Kniescheibenband gespannt. Die Kniescheibe (Patella) befindet sich in einer Rinne zwischen den Oberschenkelrollen und gleitet bei Bewegungen des Kniegelenkes nach oben und unten. Bei angespannter Oberschenkelmuskulatur und stark gebeugtem Kniegelenk nimmt der Anpressdruck der Kniescheibe gegen die Oberschenkelrollen stark zu. Dies kann zu Reizungen des Kniegelenkes führen.

Ursachen der Überlastung und Verletzung

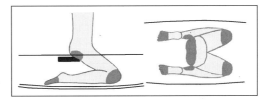

Abb. 133 Beim Fahren im Kanu (Kanadier) wird das Kniegelenk maximal gebeugt und längere Zeit in dieser Position gehalten. Dadurch entsteht einerseits ein verstärkter Zug an dem Patellarband, andererseits ein erhöhter Anpressdruck der Kniescheibe gegen den Oberschenkelknochen, was zu Reizungen und Beschwerden im Kniegelenk führen kann.

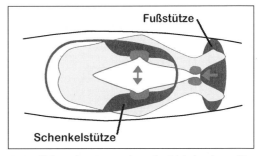

Abb. 134 Beim Verspreizen der Knie in einem Kajak, um das Boot spürbar „im Griff zu haben", wird durch die Schenkelstütze ein maximaler Druck auf die Innenseite der Kniescheiben ausgeübt und die Kniescheiben gewaltsam nach außen gepresst.

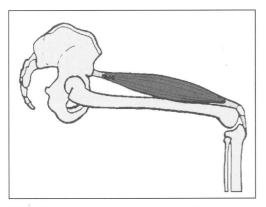

Abb. 132 Die über der Oberschenkelrolle verspannte Kniescheibe wird bei angespannter Oberschenkelmuskulatur und gebeugtem Kniegelenk stark angepresst.

Die Form und die Lage der Kniescheibe ist individuell unterschiedlich. Bei einem Drit-

tel der Menschen liegt die Kniescheibe seitlich. Diese Kanuten sind bei innenseitigem
Druck der Schenkelstütze besonders anfäl-
lig. Bei einer starken, unkontrollierten An-
pressung der Innenseite der Kniescheibe
kann es bei bereits bestehender seitlicher
Lage der Kniescheibe sogar zu einer Ausrenkung der Kniescheibe kommen.

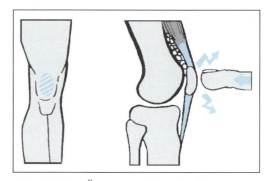

Abb. 137 Bei Überlastung klagen die Kanuten über
einen Schmerz über der Kniescheibe, evtl. mit
Schwellung des Kniegelenkes. Beim Druck auf die
Kniescheibe verstärken sich diese Schmerzen.

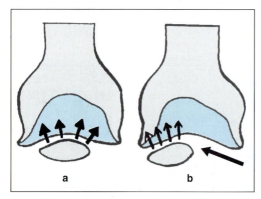

Abb. 135 Lage der Kniescheibe im Kniegelenk: (a)
normale Lage der Kniescheibe im Gleitlager des Oberschenkels, (b) nach außen verlagerte Patella mit vermehrter Belastung der kontaktierenden Gelenkflächen.

Erkennen und Beurteilung

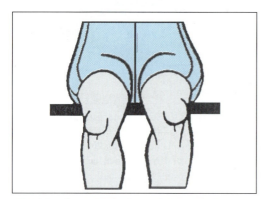

Abb. 136 Die seitliche Lage der Kniescheibe ist am
besten bei gebeugtem Kniegelenk von vorn zu erkennen, z.B. im Sitzen und bei entspannter Muskulatur.

Verhalten und Hilfeleistung vor Ort

Beim Einstellen der Position des Kanuten
im Boot soll darauf geachtet werden, dass
sich die Innenseite des Oberschenkels an
die Schenkelstütze anlegt, nicht das Kniegelenk. Sollte das jedoch bereits geschehen
sein und der Kanute klagt über Beschwerden in der Kniescheibe, kann eine Änderung der Position im Boot Abhilfe schaffen.
Falls keine Möglichkeit der Positionsände-
rung im Boot besteht, sollten die Kanuten
die Boote untereinander tauschen, sodass
der betroffene Kanute ein großvolumiges
Boot bekommt, das keine Belastung der
Kniescheibe verursacht.

Sofern es zur seitlichen Ausrenkung der
Kniescheibe mit Blockierung des Kniegelenkes in leicht angebeugter Stellung ge-
kommen ist, kann dies auch von einem
medizinisch geschulten Laien durch Streckung des Kniegelenkes (schmerzhaft!!)
behoben werden. Danach wird das Knie
bandagiert und die Kanutour kann fortge-

setzt werden. Sollte eine Einrenkung nicht gelingen, ist ein Abtransport oder die Unterbrechung der Tour mit anschließender ärztlicher Behandlung erforderlich.

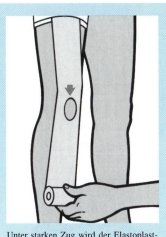

Unter starkem Zug wird der Elastoplast-Zügel über die Patella gespannt und die Patella freigelegt.

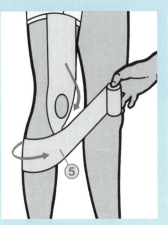

Je nach Korrektur läuft der Elastoplast in Pfeilrichtung über die mediale Kniegelenkseite, dann über die Wade in Pfeilrichtung mit Tour ⑤ wieder zur medialen Seite.

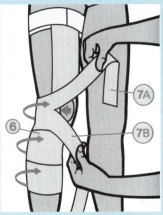

Mit den Touren ⑥ und ⑦ wird in Pfeilrichtung der Unterschenkel umfasst und der Elastoplast-Streifen mit einer halben Tour ⑦ von medial nach lateral gezogen. Der Zügel ⑦ wird ca. 60–70 cm eingeschlitzt.

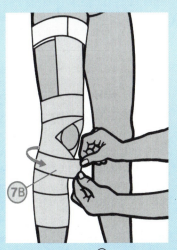

Der geschlitzte Schenkel ⑦Ⓑ verläuft zirkulär in Pfeilrichtung nach distal.

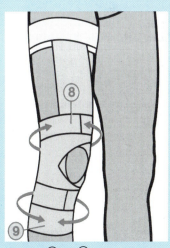

Die Enden ⑦Ⓐ und ⑦Ⓑ werden mit den Verschalungsstreifen 8 und 9 zirkulär überdeckt.

Abb. 138 Tapeverband zur Patellakorrektur (aus *Montag* und *Asmussen* 1998, 106–107)

Sprunggelenk

Anatomie und kanuspezifische Belastungen

Das Sprunggelenk ist ein Kombinationsgelenk, das einerseits im oberen Abschnitt das Heben und Senken des Fußes durch die Bewegungen des Sprungbeines zwischen Innen- und Außenknöchel bewirkt und andererseits im unteren Teil das Kanten des Fußes nach innen (Supination) oder nach außen (Pronation) ermöglicht. Die Stabilität des Gelenkes wird durch die Muskulatur und einen mehrfachen Bandapparat gesichert.

Dieser Abschnitt des Körpers ist – abgesehen von Zwangsstellungen durch einen zu engen Fußteil des Kajaks – beim Kanusport kaum belastet. Im Kanadier kann die extreme Senkstellung des Fußes zu Überlastungen der Fußhebersehnen führen.

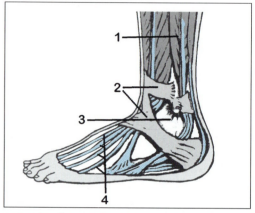

Abb. 140 Äußere Weichteile des Fußes (Außenansicht): (1) Wadenbeinmuskeln (Pronatoren), (2) Haltebänder, (3) Außenknöchel, (4) Zehenstreckersehnen

Ursachen der Überlastung und Verletzung

Eine extreme Zwangsstellung des Fußes kann zur Überlastung durch Überdehnung der Sehnen führen, beispielsweise bei starker Supinationsstellung in einem zu engen Fußteil des Kajaks (Abb. 141) oder durch Überstreckung des Fußhebers beim Kanadierfahren (Abb. 143). Obwohl das Fuß- und Sprunggelenk im Kanusport kaum aktiv belastet wird, ist die Verletzung des Fußes oder Sprunggelenkes beim Aussteigen oder Begehen eines glatten und nassen Ufers oder Bachuntergrundes eine der häufigsten Verletzungen im Zusammenhang mit dem Kanusport.

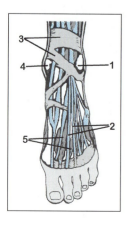

Abb. 139
Äußere Weichteile des Fußes (Ansicht von oben): (1) Außenknöchel, (2) lange Zehenstreckersehnen, (3) Haltebänder, (4) Innenknöchel, (5) kurze Zehenstreckermuskeln

Erkennen und Beurteilung

Die Zwangspositionen des Fußes können zu Sehnenscheidenentzündungen mit Schwellung und lokalen Schmerzen führen.

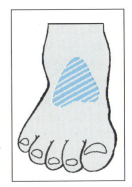

Abb. 144
Schmerzzone am Sprunggelenk bei Überdehnung des Fußhebers

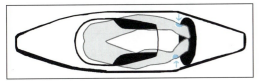

Abb. 141 Bei Zwangssupination des Fußes im Kajak können Sehnenscheidenentzündungen an der Außenseite des Sprunggelenkes (Musculus peronaeus longus und brevis) entstehen.

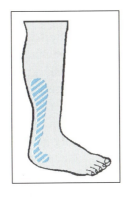

Abb. 142
Schmerzzone bei Überlastung der Außenseite des Sprunggelenkes

Die meisten Verletzungen des Fußes und Sprunggelenkes entstehen durch Ausrutschen und Umknicken des Fußes nach innen (Supination) beim Begehen eines glatten und nassen Bachuntergrundes oder Ufers. Die Supinationsstellung mit gleichzeitigem Verlust des Gleichgewichtes und Belastung durch das eigene Körpergewicht kann zur Überdehnung oder Zerreißung der seitlichen Außenbänder des Sprunggelenkes führen. Bei stärkerer Gewalteinwirkung kann sogar ein Außenknöchelbruch oder Bruch beider Knöchel entstehen.

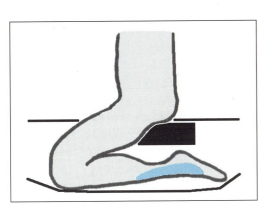

Abb. 143 Schmerzzonen bei Sehnenscheidenentzündungen durch Überdehnung des Fußhebers beim Kanadierfahren (Musculus tibialis anterior und Musculus extensor digitorum communis)

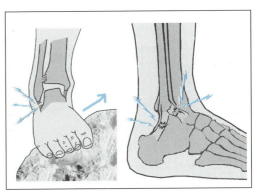

Abb. 145 Das Ausrutschen oder Umknicken beim Begehen eines rutschigen Ufers ist die häufigste Ursache für Verletzungen der Außenbänder des Sprunggelenkes. Ein nicht entsprechendes Schuhwerk begünstigt diese Verletzungsart.

Starke Schwellung, lokale Schmerzen und Belastungsbeschwerden sind Anzeichen einer solchen Verletzung. Wenn es sich um eine leichte Schwellung und Schmerzen unterhalb des Außenbandes mit bläulicher Hautverfärbung handelt, wobei der Fuß noch belastet werden kann, muss man mit einer Verletzung der Bänder rechnen. Sollte eine starke Schwellung mit starken Belastungsbeschwerden entstehen und die Schwellung sich auch auf der Innenseite des Sprunggelenkes abzeichnen, muss man von einem Knochenbruch ausgehen und folgerichtige Maßnahmen vor Ort treffen. Eine genaue diagnostische Abklärung bei einem Arzt ist auf jeden Fall zu empfehlen.

Verhalten und Hilfeleistung vor Ort

Die beste Vorbeugung gegen eine Fuß- und Sprunggelenksverletzung ist ein gutes und sprunggelenkstabilisierendes Schuhwerk. Oft wird wegen des geringen Platzangebotes im Fußteil der immer kleineren Spielkajaks auf festes Schuhwerk verzichtet.

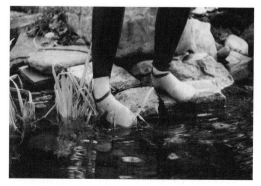

Abb. 146 Statt Sandalen oder weicher Neoprenschuhe bietet knöchelhohes Schuhwerk eine bessere Trittsicherheit zum Schutz vor direkten Verletzungen am Knöchel.

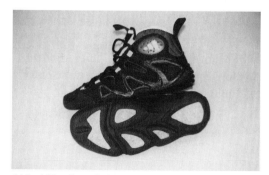

Abb. 147 Gemäß den neuesten Erkenntnissen wird die Stabilität und Trittsicherheit bei Kanuschuhen durch Gummi-Filz-Kombinationen der Sohle mit zusätzlichem Drainagesystem optimiert.

Sandalen und weiche Neoprenschuhe sind kein adäquates Schuhwerk zum Begehen des Ufers oder zum zwangsläufig notwendigen Verlassen des Bootes beim Wildwasserfahren. Andererseits hat die Praxis gezeigt, dass Schuhe mit hohem und starrem Schaft und Vibramsohle nicht nur viel Platz brauchen, sondern auch keine ausreichende Stabilität beim Begehen von verschiedenartigem Ufergelände gewährleisten. Sie sind nur dann zu empfehlen, wenn die Wildwassertour mit langem Umtragen in unwegsamem Gelände verbunden ist.

Die modernen Kajakschuhe sind knöchelhoch und schützen beide Knöchel vor direkter Verletzung. Zusätzlich wird die Stabilität des Sprunggelenkes gegen Ausrutschen und Umknicken dadurch verbessert, dass sich die breitflächige Sohle an verschiedenartige Geländeformen anpasst. Ein ideales Kajakschuhwerk, das bei allen möglichen Anforderungen in verschiedenen Geländearten Trittsicherheit garantiert, gibt es allerdings nicht.

Die breitflächige Anpassung der Sohle von Kajakschuhen auf unterschiedlichem Boden soll Trittsicherheit sowohl auf nassen

Steinen als auch auf Geröll, Sand, Matsch oder Moos bieten. Dies wird meist durch verschiedenartige Gewebestrukturen der Sohle (Abb. 147) gewährleistet, wie z.B. Kombination mit weichem Gummi (die gummiartige Beschaffenheit entspricht ungefähr der von Regenrennreifen bei der Formel 1 mit Filzapplikationen).

Das Drainagesystem an den Sohlen soll ein rasches Abfließen des Wassers bei Belastung der Sohle ermöglichen und dadurch einen Saugeffekt am Boden begünstigen.

Bei unnatürlichen Zwangsstellungen des Fußes im Kajak sollte eine Entlastung durch Veränderungen des Fußteils oder sogar ein Wechsel des Kajaks mit Mehrfußangebot angestrebt werden. Beim Kanadier kann durch eine veränderte Stellung die extreme Senkposition des Fußes abgemildert werden.

Sollte eine Verletzung auftreten, können die Kühlung mit kaltem Wasser und sofortige Umschläge mit Bandagierung eine stärkere Schwellung und Schmerzen mindern. Dadurch kann bei eventuellem Vorliegen eines Sprunggelenkbruchs, der eine Operation

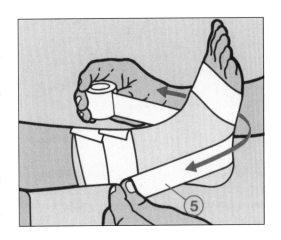

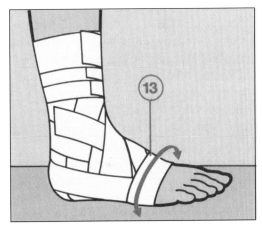

Abb. 148 Tapeverband bei Zerrung oder Anriss der Bänder (aus *Montag* und *Asmussen* 1998, 82, 83)

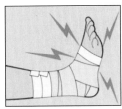

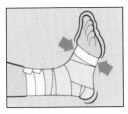

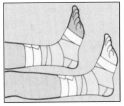

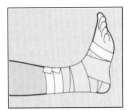

Starke zunehmende Schmerzen

Starke Schwellungen, besonders der Finger oder Zehen, die auch bei Hochlagerung nicht zurückgehen

Blaue oder weiße Verfärbung von Fingern oder Zehen, die auch bei Hochlagerung nicht zurückgeht

Taubheitsgefühl, „Kribbeln, Ameisenlaufen"; plötzlich auftretende Bewegungseinschränkungen

Abb. 149 Komplikationen, die ein sofortiges Abnehmen des Verbandes erfordern (aus *Montag* und *Asmussen* 1998, 57)

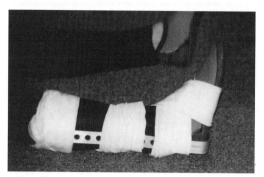

Abb. 150 Ruhigstellung eines Sprunggelenkes mittels ausgebauter Fußstützenschiene des Kajaks, befestigt mit elastischer Binde und Dreiecktüchern.

erfordert, gleichzeitig eine bessere Voraussetzung für den Zeitpunkt der Operation (geringere Schwellung) geschaffen werden. Bei Zerrungen oder Anriss der Bänder kann vor Ort nach der Kühlungsphase ein stabilisierender Tapeverband mit Bandagierung (Abb. 148) angelegt werden.

Auch bei einem korrekt angelegten Tapeverband können allerdings Komplikationen auftreten. Abbildung 149 illustriert die Situationen, in denen der Verband sofort aufgeschnitten oder abgenommen werden muss. Bei starkem Juckreiz kann möglicherweise eine Hautreaktion die Ursache sein. In diesem Fall muss der Verband durch einen neuen mit zusätzlichem Hautschutz ersetzt werden.

Sofern eine Belastungsunfähigkeit mit starken Schmerzen und Verdacht auf einen Knochenbruch vorliegt, sollte eine Ruhigstellung und Abtransport mit angehobenem Bein in das nächste Krankenhaus angestrebt werden.

Gefühlsstörungen und Lähmungen der Beine

Anatomie und kanuspezifische Belastungen

Der Ischiasnerv (Nervus ischiadicus) geht vom zweiten und dritten Lendenwirbelkanal beiderseits aus und verläuft hinter dem Hüftgelenk bis zur Kniekehle, wo er sich in Wadenbeinnerv (Nervus peronaeus) und Schienbeinnerv (Nervus tibialis) gabelt. Der Wadenbeinnerv verläuft auf der Außenseite des Wadenbeinköpfchens und ist für die Nervenversorgung der Fußhebermuskulatur verantwortlich (Abb. 151 und 152).

In maximaler Beugung des Hüftgelenkes beim Sitzen im Kajak wird der Ischiasnerv über dem Oberschenkelknochen auf der hinteren Seite des Hüftgelenkes überspannt und zusätzlich durch den harten Sitz in der Kajakschale von außen abgedrückt. Beim Aufspreizen der Beine im Kajak kann auch durch Druck der Kajakseitenwand der Wadenbeinnerv über dem Wadenbeinköpfchen seitlich abgedrückt werden.

Ursachen der Überlastung und Verletzung

Der länger andauernde Druck durch ungünstige Sitzposition oder seitlichen Druck der Kajakwand auf den Wadenbeinnerv kann zu Gefühlsstörungen in den Beinen und vorübergehenden Lähmungen der Muskulatur führen. Nach Aussteigen aus dem Boot oder Veränderung der Sitzposition bilden sich diese Störungen in der Regel nach einigen Minuten von selbst zurück. Sollte die Störung längere Zeit andauern und mit heftigen Kreuzschmerzen verbunden sein, muss man an einen Bandscheibenvorfall mit Druck auf den Nervus ischiadicus im Wirbelsäulenkanal denken.

Erkennen und Beurteilung

Typisch ist ein taubes und „eingeschlafenes" Gefühl in den Beinen, eventuell verbunden mit einem Ausfall der Muskelfunktion, z.B. des Fußhebers. Dies wird nur durch den lokalen Druck verursacht und bildet sich nach Beseitigung der Ursache und Veränderung der Sitzposition meist spontan zurück. Sind die Lähmungen jedoch mit heftigen Schmerzen im Kreuz vergesellschaftet und bilden sich nach einiger Zeit nicht von selbst zurück, sollte dringend eine ärztliche Beratung erfolgen.

Verhalten und Hilfeleistung vor Ort

Bei akuten Kreuzschmerzen, Gefühlsstörungen und Lähmungen können schmerz-

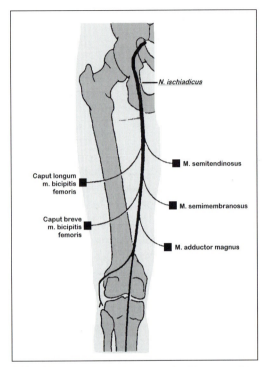

Abb. 151 Ansicht des Verlaufes des Nervus ischiadicus von hinten mit Nervenversorgung der hinteren Oberschenkelmuskulatur

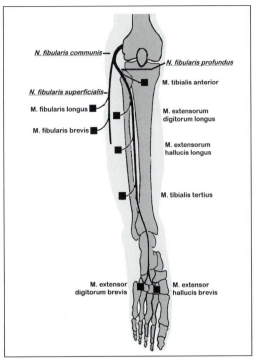

Abb. 152 Verlauf der Wadenbeinnerven und Versorgung der dazugehörigen Muskulatur des Unterschenkels

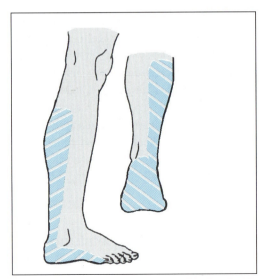

Abb. 153 Gefühlsstörungen bei Überdehnung und Kompression des N. ischiadicus

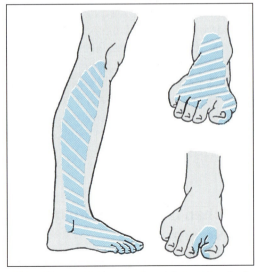

Abb. 154 Gefühlsstörungsbereich bei Druck des Nervus peronaeus an der Außenseite des Kniegelenkes und oberen Unterschenkels

stillende Mittel vor Ort eine Linderung bewirken und einen leichteren Transport sowie Gang zum Arzt ermöglichen.

Bei schmerzfreien und nur vorübergehenden
Lähmungen und Gefühlsstörungen reicht die
Beseitigung der Ursache aus, eine Behandlung ist nicht erforderlich. Als präventive
Maßnahmen kommen eine Änderung der
Sitzposition, die Abpolsterung des Sitzes oder
die Veränderung der Lage der Oberschenkel-
stützen infrage. Bei wiederholten Problemen
dieser Art trotz Änderung der Sitzposition
sollte ein Arzt konsultiert werden.

Ertrinken

Ursachen

Das so genannte *„trockene Ertrinken"* wird durch folgende Situation ausgelöst:

Der gekenterte Kanute gerät mit dem Kopf für längere Zeit oder wiederholt (Walze, Wehr) unter Wasser, sodass die Atmung mit ausreichender Sauerstoffaufnahme nicht mehr gewährleistet ist. Durch Schlucken des kalten Wassers wird ein Reflex ausgelöst, der die Luftröhre verschließt, sodass kein Wasser in die Lunge vordringen kann. Gleichzeitig kommt es zum Atemstillstand

bei weiterer Herztätigkeit. Da das Gehirn auf Sauerstoffmangel sehr empfindlich reagiert, kann es bereits nach vier Minuten zu irreparablen Hirnzellschäden kommen. Zusätzlich entwickelt sich eine Trübung des Bewusstseins. Herzstillstand und Tod sind die Folgen. Dies ist die häufigste Situation beim Ertrinken.

In welcher Phase sich der Ertrinkende zum Zeitpunkt der Bergung befindet, ist auch für die Anwendung der Hilfsmaßnahmen ausschlaggebend.

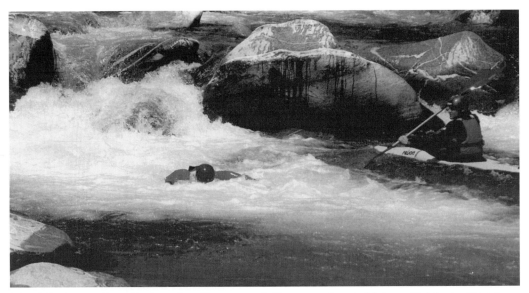

Abb. 155 Regungsloses Treiben eines Kanuten nach Kenterung ist mit höchster Gefahr des Ertrinkens verbunden.

„*Nasses Ertrinken*" ist eine seltene, aber umso gefährlichere Situation. Um den Entstehungsmechanismus besser zu verstehen, erinnern wir uns, wie wir bei heißen, sommerlichen Lufttemperaturen oder in der Sauna auf eine kalte Dusche reagieren: Der erste körperliche Kontakt mit kaltem Wasser löst reflektorisch ein tiefes Einatmen der Luft aus. Kältetrainierte Personen können diesen Reflex unterdrücken (Kaltduscher, Kaltbader).

Das Gleiche kann beim Sprung in kaltes Wasser oder beim Kentern eines wenig bekleideten, nicht kältetrainierten Kanuten passieren. Tiefes reflektorisches Einatmen bewirkt, dass kaltes Wasser in die Lunge kommt, was wiederum einen Herzstillstand mit sofortiger Bewusstlosigkeit verursacht. Der Kanute kommt bei solch einer Kenterung nicht mehr hoch, bleibt reaktionslos und die meisten Hilfeleistungen kommen zu spät.

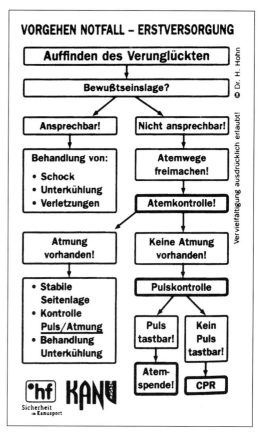

Abb. 156   Nach dieser Checkliste kann der Laie üben. Verantwortungsträger sollten sie im Kopf haben.

Hilfeleistung vor Ort

Da die ertrinkende Person oft unterkühlt oder verletzt ist, muss die Situation und der Schweregrad nach einer Checkliste beurteilt werden, um eine Erfolg versprechende erste Hilfe einzuleiten und durchzuführen.

Thermoregulation, Unterkühlung und Überhitzung

Definition und Ursachen

Ein Mensch ist ein Warmblüter. Lebenswichtige Funktionen sind von einer selbst erzeugten „Betriebstemperatur" abhängig. Temperaturregelung oder Thermoregulation bedeutet für den Körper, seine Temperatur bei wechselnden äußeren Bedingungen auf das für ihn optimale Niveau zu regulieren und dort zu halten. Bis zu einem gewissen Grad kann eine natürliche Anpassung an ungünstige äußere Bedingungen wie z.B. Kälte, Wärme, Feuchtigkeit, Wind, Sonne und fließendes Wasser ausgeglichen werden. Durch adäquate, schützende Bekleidung, insbesondere mit modernen Materialien, kann die natürliche Thermoregulation soweit unterstützt werden, dass der Mensch auch extreme äußere Bedingungen schadlos überstehen kann. Die Tabellen 4–6 verdeutlichen die Reaktionen des Körpers auf unterschiedliche äußere Bedingungen.

Windstärke	tatsächliche Lufttemperatur	empfundene Lufttemperatur
3 Bft.	+ 10°C	+ 4°C
	+ 5°C	− 2°C
	0°C	− 9°C
	− 5°C	− 15°C
5 Bft.	+ 10°C	0°C
	+ 5°C	− 8°C
	0°C	− 15°C
	− 5°C	− 22°C
7 Bft.	+ 10°C	− 3°C
	+ 5°C	− 10°C
	0°C	− 18°C
	− 5°C	− 26°C

Tab. 5 Je nach Windstärke können die tatsächliche und die empfundene Lufttemperatur erheblich voneinander abweichen.

Windstärke	Beaufort	Km/h
leichter Zug	1	2–5
leichte Brise	2	6–11
schwache Brise	3	12–19
mäßige Brise	4	20–28
frische Brise	5	29–38
steife Brise	6	39–49
harter Wind	7	50–61
stürmischer Wind	8	62–74
Sturm	9	75–88
schwerer Sturm	10	89–102
orkanartiger Sturm	11	103–117
Orkan	12	118– …

Tab. 4 Die Windstärke wird nach dem System von *Beaufort* klassifiziert.

Wasser-temperatur	Trocken-anzug	Neopren	Sonstiges
+ 15°C	über 6 Std.	4 Std.	2 Std.
+ 10°C	6 Std.	2 Std.	1 Std.
+ 5°C	3 Std.	1 Std.	$\frac{1}{2}$ Std.
− 1°C	2 Std.	$\frac{1}{2}$ Std.	$\frac{1}{2}$ Std.

Tab. 6 Durchschnittliche Lebenserwartung in kaltem Wasser

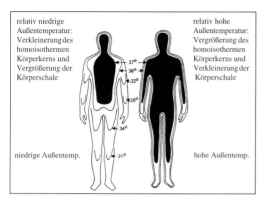

relativ niedrige Außentemperatur: Verkleinerung des homoisothermen Körperkerns und Vergrößerung der Körperschale

relativ hohe Außentemperatur: Vergrößerung des homoisothermen Körperkerns und Verkleinerung der Körperschale

niedrige Außentemp.

hohe Außentemp.

37°
36°
32°
28°
34°
31°

Abb. 157 Während sich bei niedrigen Temperaturen die Körperoberfläche zu einer isolierenden Schale zum Schutze der Betriebstemperatur des Körperkernes bildet, ist die isolierende Schale bei hohen Temperaturen auf ein Minimum verkleinert und ermöglicht eine großflächige Abgabe der überschüssigen Temperatur nach außen. Die Befeuchtung der Körperoberfläche durch Schweiß bewirkt eine weitere Ableitung der überschüssigen Temperatur aufgrund des Verdunstungseffektes.

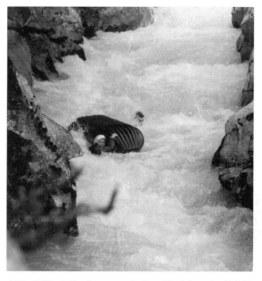

Abb. 158 Mit einer ernsthaften bis lebensbedrohlichen Unterkühlung muss man rechnen, wenn die gekenterten Kanuten aufgrund fehlender Ausstiegsmöglichkeiten längere Zeit im kalten Wasser verbringen müssen.

Unterkühlung

Wenn bei niedrigen Temperaturen die Bekleidung keinen ausreichenden Schutz bietet und die natürliche Thermoregulation die Kerntemperatur des Körpers nicht mehr konstant halten kann, spricht man von einem Unterkühlungseffekt, der in drei Stadien – je nach Verlust der Körperkerntemperatur – abläuft.

Erstes Stadium (Erregungsstadium)

Dieses Stadium deutet sich durch Frieren und Muskelzittern an, außerdem treten ein Kräfteschwund in Armen und Beinen sowie Verwirrtheit und Desorientierung auf. Die Kerntemperatur des Körpers sinkt bis auf 35 °C. (Leitzeichen: Zittern)

Zweites Stadium (Erschöpfungsstadium)

In diesem Zustand tritt Gefühllosigkeit und zunehmende Muskelstarre ein. Der Gekenterte bekommt Krämpfe, wirkt apathisch und schläfrig. Er leidet unter Bewusstseinsstörung. Die Kerntemperatur liegt zwischen 34 °C und 30 °C. (Leitzeichen: Bewusstseinslage – Ansprechbarkeit)

Drittes Stadium (Reaktionslosigkeit)

Der Gekenterte verliert endgültig das Bewusstsein, Puls und Atmung sind kaum noch feststellbar bis hin zum Erlöschen. Der Pupillenreflex nimmt allmählich ab. Der Gekenterte reagiert nicht auf äußere Reize, ist nicht ansprechbar, die Kerntemperatur fällt unter 30 °C. Bei längerem Anhalten dieses Stadiums kommt es zum Herz-/Atemstillstand, der bis zum Tode führt. (Leitzeichen: Puls und Atmung)

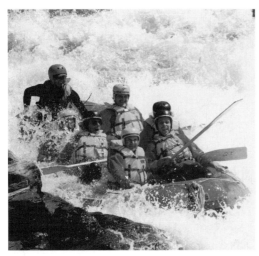

Abb. 159   Die meisten Rafting-Teilnehmer neigen im Sommer dazu, sich unter der einheitlichen Paddelkleidung nicht ausreichend anzuziehen. Eine mehrstündige Raft in kaltem, beschattetem Gewässer führt auch ohne Kenterung zu leichter bis ernsthafter Unterkühlung. Freude am Anfang, eine mehrstündige Zitterpartie am Ende ist das Ergebnis.

Hitzeschäden

Die starke körperliche Anstrengung, hohe Luftfeuchtigkeit und Temperatur können nicht nur in tropischen Regionen, sondern auch bei hochsommerlichen Temperaturen in Europa einerseits zur Hitzeerschöpfung und andererseits zum Hitzschlag führen. Eine Hitzeerschöpfung kann durch starke körperliche Anstrengung bei schlechter Abgabe der Wärme nach außen wie etwa bei Windstille und zu warmer sowie nicht adäquater Bekleidung entstehen. Der Schweiß, der zur Regulierung der Wärme durch Verdunstung entsteht, kann nicht entweichen, sondern bildet zwischen Bekleidung und Körper eine feuchte Kammer, die sich zusätzlich noch erwärmt und zu einer erhöhten Körperkerntemperatur bis zu 40 °C führen kann.

Beim Hitzschlag kommen die wärmeregulierenden Schweißausbrüche nicht zustande. Es kommt daher nicht zum Austausch der Wärme nach außen. Der Hitzschlag entwickelt sich durch innere Ursachen, hervorgerufen durch intensive Sonneneinstrahlung und hohe Lufttemperatur. Er stellt einen lebensbedrohlichen Zustand dar, verbunden mit völliger Erschöpfung des Kanuten.

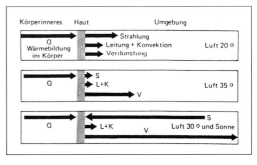

Abb. 160   Wärmestrom des Körpers unter verschiedenen Bedingungen (nach *Hensel*). Die Länge der Pfeile gibt die Größe des Wärmestroms an (aus *Marées* 1996, 296).

Erkennen und Beurteilung

Unterkühlung

Stadium 1:
Der Unterkühlte ist voll ansprechbar, er friert und zittert am ganzen Körper. Die Körperoberfläche ist auffallend kalt, der periphere Puls abgeschwächt, die Lippen blau.

Stadium 2:
Der Unterkühlte ist apathisch und wirkt steif, er ist kraftlos und benötigt fremde Hilfe. Bewegungen sind verlangsamt, kraftlos oder kaum durchführbar. Die Körperoberfläche ist auffallend kalt, die Lippen blau bis blaugrau, der Puls an der Peripherie kaum tastbar. Der Unterkühlte wirkt schläfrig und ist zeitweise weder örtlich noch zeitlich orientiert. Verzögerte Reaktion und Antwort auf Fragen.

Stadium 3:
Der Unterkühlte ist regungslos, Atmung, Herz und Puls sind noch zu registrieren, ebenso die Pupillenreflexe. Er ist nicht ansprechbar, die Körperoberfläche und die Extremitäten sind auffallend kalt und weiß, die Lippen dunkel blaugrau, die Augäpfel eingefallen.

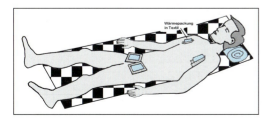

Abb. 161 Platzierung der Wärmepackungen

Hilfeleistung vor Ort

Unterkühlung

Die Maßnahmen vor Ort sind in fließendem Übergang von einem bis zum nächsten Stadium zu treffen (vgl. Abb. 162).

Bei Anwendung von Wärmepackungen als von außen zugeführte Wärmespender sollten diese bei den unterkühlten Personen in beiden Leisten und Achselhöhlen platziert werden (Abb. 161). Somit wird das langsam zum Körperzentrum strömende Blut in den großen Venen der Extremitäten aufgewärmt. Um einen besseren Wärmeeffekt zu erzielen, sollten die Wärmepackungen unterhalb des geschlossenen Neoprenanzuges angebracht werden, aber so, dass sie nicht direkt auf der Haut aufliegen, sondern mit einer Textilschicht umwickelt werden. Sie entwickeln eine Wärme bis 55 °C über eine Zeitdauer von ca. 45 Minuten.

Hitzeschäden

Die Versorgung eines Betroffenen nach einem Hitzschlag erfolgt in folgenden Schritten:

- den Verletzten in den Schatten legen, weg von der Sonneneinstrahlung
- stabile Seitenlage (Gefahr des Erbrechens)
- auskleiden, von wärmestauender Kleidung wie Neoprenanzug, Paddeljacke oder Ähnlichem befreien
- kühlende Umschläge an Kopf und Körper
- Aspirin als Brausetablette (1–2 Stück) mit Wasser oder Tee
- gegebenenfalls den Rettungsdienst anfordern, anderenfalls
- Transport ins Krankenhaus oder zum Arzt

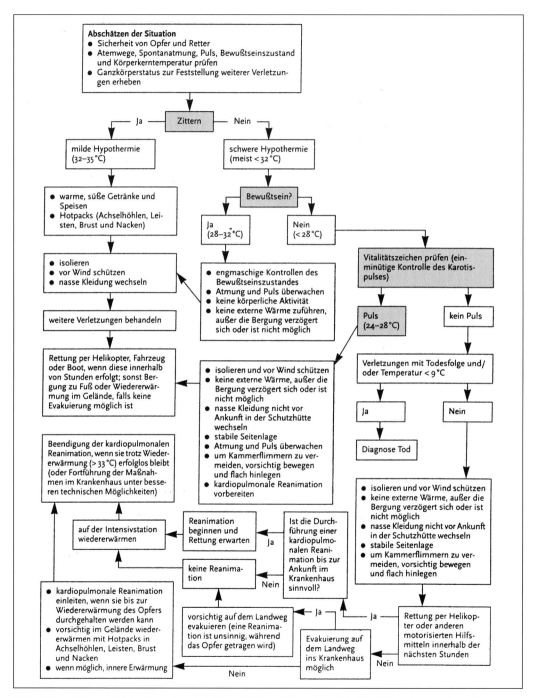

Abb. 162   Schema für das Vorgehen bei Unterkühlung (Hypothermie). Die Körpertemperaturen (gemessen durch ein Thermometer, das auch niedrige Werte anzeigt) wurden mit angegeben, sind aber gewöhnlich nicht bekannt (Quelle: *Snaden* 1993, *Weinberg* 1993, *Handly* et al. 1993, *Hodkin* et al. 1994, *Lloyd* 1994, *Durrer* und *Brugge*r 1997, Resuscitation Council [UK] 1996).

Literatur

Ahonen, J., et al.: Sportmedizin und Trainingslehre. Schattauer Verlag, Stuttgart–New York 1994

Beier, U.: Kalt erwischt: Gefahren beim Kältepaddeln. Kanumagazin 2 (1997) 44–47

Burkhardt, D.: Der medizinische Reiseführer. Südwest Verlag, München 1997

Dutky, P.: The bombproof roll and beyond. Menasha Ridge Press, Leicester, G.B., 1993

Ehrler, J.B.: Lehrbuch für den Sanitätsdienst. 4. Aufl., Hoffmann Druck und Verlag, Augsburg 1983

Ferrero, F.: White watch safety and rescue. Presda Press, Wales 1998

Ford, K.: The kayaker's playbook. Wiley Verlag, Wales

Gorgaß, B., F.W. Ahnefeld: Rettungsassistent und Rettungssanitäter. 3. Aufl., Springer Verlag, Berlin 1993

Grau, O.: Richtig Rodeofahren. La OLA Verlag, Raubling 1999

Hohn, H.: Der Super-Gau. Schwerpunkt Reanimation. Kanumagazin 5 (1998) 51–58

Kapandji, I.A.: Funktionelle Anatomie der Gelenke, Band 1. Enke Verlag, Stuttgart 1984

Lang, J.W.: Wasser macht schwerhörig. Kanumagazin 2 (1999) 44

Machatschek, H.: Richtig Wildwasserfahren. BLV Verlag, München 1993

Marées, H. de: Sportphysiologie. 8., korr. Neuauflage, Sport & Buch Strauß, Köln 1996

Montag, J., P.D. Asmussen: Taping-Seminar. 4. Aufl., Spitta Verlag, Balingen 1998

Netter, F.: The Ciba collection of medical illustration, Vol. 8. Ciba-Geigy Corporation, New Jersey 1993

Neumann, M.: Der Wurfsack-Workshop. Kanumagazin 6 (1998) 38–39

Neumann, M.: Der Wurfsack-Workshop 2. Kanumagazin 1 (1999) 38–39

Petračić B., F.J. Röttgermann, K.Ch. Traenckner: Optimiertes Laufen. Medizinische Tips zur biologischen Leistungsverbesserung. 2. Aufl., Meyer & Meyer Verlag, Aachen 1998

Pollard, A., D.R. Murdoch: Praktische Berg- und Trekkingmedizin. Ullstein Medical Verlag, Wiesbaden 1998

Rowe, R.: Wildwasser-Kajak. Pietsch Verlag,, Stuttgart 1990

Schmidt, H.-M., U. Lanz: Chirurgische Anatomie der Hand. Hippokrates Verlag, Stuttgart 1992

Soundhuber, A.: Canyons in Europa. Bergverlag, München 1994

Spring, H., H.R. Kunz, W. Schneider et al.: Kraft – Theorie und Praxis. Georg Thieme Verlag, Stuttgart 1990

Weineck, J.: Sportanatomie. 13. Aufl., Spitta Verlag, Balingen 1999

Whiting, K.: The playboater's handbook. Helicomia Press, Ontario 1998

Sachregister